# 이완반응

# THE RELAXATION RESPONSE

# THE
# RELAXATION
# RESPONSE

명상은 어떻게 과학적인가 **이완반응**

허버트 벤슨 지음
양병찬 옮김

페이퍼로드
paperroad

# 목차

**일러두기**

1. 이 책은 *THE RELAXATION RESPONSE*, 2000 by Herbert Benson을 번역한 것이다.

2. 책과 신문, 간행물의 경우에는 『』를, 논문의 경우에는 「」를, 그 외 방송 등 문자로 표기되지 않는 매체의 경우에는 ◇를 사용하여 표기했다.

3. 옮긴이 주는 각주로 표기했다

『이완반응』 초판이 발간된 1975년은 베트남전쟁이 끝나며 문화적 격변이 폭풍처럼 휘몰아치던 때였다. 불과 2년 전, 미국 연방대법원은 논란 많은 로 대 웨이드Roe v. Wade 판결을 통해 여성의 낙태권을 인정했다. 에이즈는 그로부터 6년 후 발견되었고, 체외수정in vitro fertilization의 원조인 최초의 시험관아기는 아직 요원했다. 두 명의 캘리포니아 출신 젊은이는 차고에서 최초의 대량생산 컴퓨터인 애플 컴퓨터를 만들고 있었으며, 팩시밀리와 휴대전화에 관한 아이디어는 발명자들의 눈에서 어렴풋이 빛을 발하고 있었다.

오늘날 세상은, 『이완반응』을 통해 '정신과 신체의 관련성'이 최초로 상세히 소개된 때와 극적으로 다르다. 30년 전 하버드 내과의사 겸 연구자가 '스트레스가 건강 문제에 기여한다'는 가설을 제기하고, '정신집중기법이 신체에 유익하다'는 내용의 논문을 발표했을 때, 그것은 과학적 이단scientific heresy으로 간주되었다. '그 이론을 추구하여, 나의 의학 연구에서 검증하든 기각하든 결판을 짓겠다'고 결심했을 때, 나는 기존의 의학 체계에 반기를 든 것이나 마찬가지였다.

오늘날 사회는 '정신과 신체의 다면적이고 밀접한 관계'를 당연시하고 있다. 과학자들은 '뇌 활성과 신체 소견 간의 관계'를 활발히 추적하고 있으며, 수백만 명의 미국인들이 이완반응을 규칙적으로 촉발하고 있다. 요가 인구가 늘어나고 있고, 운동선수들은 "몰입하고 있다"고 이구동성으로 외치고 있으며, 사람들은 집 안에서 명상이나 기도를 하기 위해 조용한 장소를 마련해 놓고 있다.

이 같은 장족의 발전에도 불구하고, 세상은 『이완반응』 25주년 개정판의 발간을 절실히 필요로 하고 있다. 심신과학mind/body science은 엄청난 진보를 이루었지만, 서양의학에 '동등하고 완전히 인정받은 파트너'로 통합되려면 아직 갈 길이 멀다. 『이완반응』의 메시지는 지난 25년 동안 수도 없이 과학적으로 증명되었지만, 의학과 사회에서는 심신영역mind/body realm 내에 존재하는 치유자원healing resources을 완전히 활용하지 못하고 있다.

물론 많은 것들이 바뀌어, 경제는 더욱 글로벌화되고 있고 국가 간의 장벽은 허물어지고 있다. 그러나 의학계에서는 그에 걸맞은 패러다임 전환paradigm shift이 관찰되지 않는다. 오늘날 우리의 취향은 '빠른 치료'에 길들여졌고, 진단 도구와 '기적의 약물'에 대한 굶주림은 상상을 초월한다. 우리는 의술醫術이 생명을 살리는 데 충분하며, 설사 난치병이 있더라도 조만간 괄목할 만한 과학적 발견이 해결해 줄 거라고 기대하고 있다. 심신요법mind/body therapy은 대다수의 일상적 의학 문제에 효과적인 것으로 입증되었지만, 여전히 우리는 통증과 고통을 완화하기 위해 이완요법이나 스트레스 관리기법을 사용하기보다는 가정용 상비약품함으로 달려가는 경향이 있다.

진화가 선사한 놀랍도록 듬직한 신체 덕분에, 우

리는 평생 동안 하루도 빠짐없이 숨 쉬고 생각하고 운동하고 경험한다. 심지어 스트레스와 기름진 음식에 휩싸여도, 운동을 게을리하거나 숙면을 취하지 않아도, 우리의 몸은 제 기능을 웬만큼 발휘할 수 있다. 한마디로, 우리는 경이로운 내적 메커니즘incredible internal mechanism의 축복을 누리고 있다.

그러나 안타깝게도, 우리는 아직도 자연적인 자가치유력potential for self-healing보다는 외적 해결책external fix—연구실에서 개발된 의약품, 의학적 치료, 수술—에 더 많이 의존하고 있다. 약국에서 구입하는 의약품과 의사들이 사용하는 치료법—주류 의학(전통적 의학)이든 비주류 의학(비전통적 의학)이든—이 우리를 하루하루 지탱해 주지만, 그것은 우리 자신의 심장, 폐, 근육, 정신력이 펼치는 드라마만큼 감동적이지 않다.

### 삼각의자three-legged stool

'사람들이 내재된 셀프케어self-care(자가치유) 능력을 소홀히 하고 있다'는 사실을 깨닫는 것은, 좌절의 원천인 동시에 동기부여의 원천이기도 하다. 내가 지금껏 추구해 온 목표는, '셀프케어 접근 방법'과 '전통적(주류 의학) 접근 방법' 간의 건전한 균형을 촉진하는 것이었다. 전통적 접근 방법이란 기존의 의학적·외과적 개입medical and surgical intervention을 말하며, 적절히 사용하면 큰 효과를 거둘 수 있고 생명을 살릴 수도 있다. 그러나 셀프케어는 자체적으로 엄청난 힘을 갖고 있다. 이완반응, 스트레스 관리, 규칙적인 운동, 양호한 영양상태, 강한 신념은 자가치유 과정에서 엄청난 역할을 수행한다.

나는 삼각의자처럼 튼튼한 의학이 지배하는 미래를 상상한다. 삼각의자를 떠받치는 세 개의 다리는 '의약품', '의학적·외과적 치료', '셀프케어'라는 세 가지 치유자원을 의미하는데, 각자 부여된 역할을 충실히 수행하며 팽팽한 균형을 유지한다. 이상적인 모델은, 환자가 일상생활에서 경험하는 의학적 문제의 60~90퍼센트를 셀프케어에 맡기고, 필요에 따라 의약품과 의학적·외과적 치료를 적절히 사용하는 것이다. 이러한 원칙이 깨질 경우, 의자는 '취약한 다리' 쪽으로 넘어지게 된다.

이러한 미래를 염두에 두고, 나는 지난 25년 동안 벌어진 일들을 회고하며 독자들의 지식을 업데이트하려 한다. 지나간 역사를 간략히 더듬어 보면, 『이완반응』이 어떤 과정을 통해 출간되었고, 그 이후 심신연구자와 수백만 명의 추종자들에게 어떤 영향력을 발휘했는지 이해하게 될 것이다. 또한 21세기를 맞이하여, 가능한 한 완벽한 치유를 지향하려면 얼마나 더 많은 노력이 필요한지 알게 될 것이다.

## 백의고혈압 white coat hypertension [*]

젊은 심장전문의로 활동하던 25년 전, 나는 고혈압 환자들 사이에서 나타나는 '조용하고 위험한 심장병의 전조前兆'에 주목했다. 나에게서 혈압약을 처방 받은 뒤, 그들은 종종 현기증을 호소하거나 실신을 하곤 했

---

[*] 평상시에는 혈압이 정상이다가, 흰옷을 입은 의사나 간호사 앞에서 혈압을 측정할 때, 긴장감 때문에 일시적으로 혈압이 상승하는 현상. 긴장성 고혈압이라고도 한다.

다. 그것은 혈압약으로 인해 혈압이 지나치게 떨어진 데서 오는 부작용이었다. 컨디션이 좋던 환자들도 짜증 스럽고 무기력해지는 부작용을 경험했는데, 이 모든 것이 내가 처방한 혈압약 때문이었다.

나는 난감해졌다. 표준 치료지침에 따랐을 뿐인데, 환자들에게 과잉투약을 한 꼴이 되었다니…… 원래는 아무런 증상이 없을 수 있는 환자들이, 평생 동안 복용 해야 할 약물로 인해 심각한 부작용을 겪게 될 수 있는 상황이었다. 이윽고, 나는 그 부작용이 내 환자들에게 만 해당되는 것이 아님을 알게 되었다. 그것은 고혈압 치료를 받은 사람들이 흔히 호소하는 증상이었다.

'진료실에서 의사나 간호사가 혈압을 측정할 때, 집이나 다른 장소에서 환자가 직접 측정한 수치보다 높 게 나오는 경향이 있다'는 사실은 그 당시에도 널리 알 려졌다. 그러나 의학 문헌은 그러한 불일치를 충분히 설명하지 않았으며, 나의 동료들도 그 문제에 전혀 개 의치 않았다.

나는 이렇게 추론했다. "그 환자들은 긴장을 하는 바람에 진료실에서 '가짜 고혈압'으로 진단받은 게 틀 림없다. 그렇다면 스트레스와 고혈압 사이에 모종의 관

계가 있는 게 아닐까?" 고혈압이 사망의 주요 원인으로
알려져 있었고, 고혈압hypertension 속에 긴장tension이라
는 단어까지 들어 있었지만, 그 당시 의학계에서는 스
트레스와 혈압상승 간의 상관관계를 탐구한 사람이 아
무도 없었다. 오늘날에는 백의고혈압이라는 의학용어
가 있을 정도로 그런 사실이 당연시되고 있다.

## 따로 노는 신체와 정신

이런 이야기를 하는 나를, 내 동료들은 엽기적이
라고 여겼다. 의대에서 우리는 "정신과 신체는—17세
기 수학자 르네 데카르트가 가정한 바와 같이—완전히
분리되어 있다"고 배웠기 때문이다. 데카르트의 생각
을 답습한 나머지, 서양 과학에서는 이 전제를 단 한 번
도 의심하지 않았다. 비교적 인정받지 못한 정신신체의
학psychosomatic medicine이라는 분야를 제외하고, 서양
과학은 1960년대까지 "신체 문제는 정신적·정서적 활
동에 뿌리를 두고 있으며, 스트레스는 증명 가능한 의
학적 영향을 초래할 수 있는 엄연한 현상이다"라는 가

능성을 인정하지 않았다.

그럼에도 불구하고, 나는 그런 생각을 포기하지 않았다. 당시 하버드 의대 손다이크 메모리얼 연구소의 연구원이자 심장 전문의였던 나는, 임상 경력을 중단하고 모교인 하버드 의대로 돌아가 생리학과의 연구원이 되었다. 그리고 하버드에서 교수 능력을 인정받으며 생리학 연구의 개척자로 널리 존경받던 나의 멘토 A. 클리포드 바거의 후원하에, 스트레스와 고혈압 간의 관계를 연구하기 시작했다.

우리는 원숭이를 실험모델로 선택하여, 혈압이 올라가거나 내려갈 때 상賞이나 벌罰을 주고, 혈압을 낮추는 데 성공할 경우 색광色光을 이용하여 신호를 보냈다. 궁극적으로, 원숭이는 적절한 색깔의 등을 켰을 때 스스로 혈압을 제어하도록 훈련되었다. 두뇌의 힘만으로 자신의 혈압을 조절할 수 있게 된 것이다. 우리는 이 연구 결과를 1969년『미국생리학저널』이라는 명망 있는 잡지에 발표했다.

## 초월명상

그러던 중, 초월명상T.M. 수행자들이 나의 연구결과에 관심을 보였다. 그들은 명상을 수행하는 동안 혈압이 내려간다고 확신했지만, 자신들의 주장을 문서화하거나 정당화할 방법이 없었다. 그래서 나를 찾아와 자기들 대신 T.M.을 연구해 달라고 정중히 부탁했다. 나는 처음에는 고개를 가로저었다. 그도 그럴 것이, 당시 하버드 대학교에서 나의 지위는 보잘것없었으므로, 주류사회에서 대항문화counterculture로 간주되는 집단과 엮이는 것이 부담스러웠기 때문이다. 그러나 T.M.의 옹호자들이 워낙 끈질기게 버티는 바람에, 나는 마침내 두 손을 들고 말았다. "왜 안 되겠어요?" 나는 이렇게 말하며 조용히 연구에 들어갔다.

때마침 UC 어바인에서는 로버트 키스 월리스가 박사학위 논문을 쓰기 위해 T.M. 수행자들을 대상으로 유사한 실험을 하고 있었다. 우리는 서로의 연구를 신중히 검토한 후, 의기투합하여 공동으로 연구하기로 결정했다. 그 뒤 데이터가 확보되자, 우리는 이론의 여지가 없는 사실을 발견했다. T.M. 수행자들은 명상 하나만으로 놀랄 만한 생리변화―심박수, 대사율, 호흡률

저하—를 이끌어내고 있었다! 나는 즉석에서 이 현상을 이완반응이라고 명명했다. 그들의 혈압은 명상 전후에 사실상 변하지 않았다. 처음부터 이례적으로 낮은 혈압을 보유하고 있었기 때문이다. 그러므로 명상 도중의 혈압변화는 극히 미미할 수밖에 없었다. 훗날 월리스와 나는 그런 낮은 혈압이 '규칙적인 이완반응 촉발'로 인한 건강상 혜택이라는 결론을 내렸다. 나는 이 자리를 빌려 T.M. 수행자들께 진심으로 감사드린다. 그들은 결과에 아랑곳하지 않고 의학 연구를 위해 기꺼이 헌신했고, 나에게 중요한 깨달음을 준 은인이다.

## 투쟁·도피반응

경이롭게도, 나와 동료들이 T.M. 수행자들을 연구한 연구실과 건물은 하버드의 유명한 생리학자 월터 B. 캐넌이 60년 전 투쟁-도피반응을 발견한 곳이었다. 그 분야에 문외한인 사람들에게, 캐넌의 발견은 가히 혁명이었다. 투쟁-도피반응은 현생 인류에게 '예리한 생리적 생존본능'을 제공한 진화적 모멘텀evolutionary momentum을 일별하게 해줬다. 캐넌의 이론에 따르면, 포유동물은 (생존 메커니즘으로서 진화한) 스트레스 대응능력을 보유하고 있다. 스트레스 상황에 직면했을 때, 인체는 호르몬—아드레날린과 노르아드레닐린, 또는 에피네프린과 노르에피네프린—을 분비하여 심박수, 호흡률, 혈압, 대사율, 근육의 혈류 유입을 증가시킴으로써 적과 싸우거나 삼십육계 줄행랑을 칠 만반의 태세를 갖춘다.

그런데 우리 연구에서, 인체는 그와 정반대 되는 반응도 보유하고 있는 것으로 밝혀졌다. 즉, 인체는 이완반응이라는 메커니즘도 내장하고 있는데, 그것은 유도 가능한inducible 생리적 평온함physiologic quietude 상태를 말한다. 사실, 이완반응은 우리의 선조들이 우리에게 물려준 또 하나의 필수적인 생존 메커니즘으로, 자체적인 치유 및 복구 능력이라고 할 수 있다. 이완반응은 현대사회에서 더욱 중요한데, 그 이유는 불안과 긴장이 시도 때도 없이 부적절하게 투쟁-도피반응을 촉발하기 때문이다. 이완반응을 규칙적으로 촉발하면, (심장과 인체를 교란하는) 빈번한 신경 반응이 초래하는 손상을 예방하고 보상할 수 있다.

우리의 정신은 평상시처럼 내달릴 필요는 없지만, 간혹 집중할 필요는 있다. 우리가—명상을 통해서든 다른 반복적 정신활동을 통해서든—정신을 집중할 때 인체는 심박수, 호흡률, 혈압(단, 기초혈압이 낮을 경우에 한함), 대사율의 극적인 감소로 맞대응하는데, 한마디로 그것은 투쟁-도피반응의 정반대 효과다.

## 이완반응의 필수요소

투쟁-도피반응이 현대생활의 수많은 스트레스 상황에 의해 촉발되듯, 이완반응 역시 T.M.뿐만 아니라 무수히 많은 방법들에 의해 촉발될 수 있다. 나와 동료들은 T.M.의 기법에서 이완반응을 촉발하기 위한 네 가지 필수요소들을 추출했다.

1. 조용한 환경
2. 정신적 장치: 하나의 소리 · 단어 · 구절 · 기도문을 반복하거나, 하나의 대상을 뚫어지게 바라본다.
3. 수용적 태도: 특정 기법을 잘 수행하고 있는지 걱정

하지 말고, 잡념이 떠오르면 옆으로 제쳐놓고 정신적
장치를 이용하여 정신을 다시 집중한다.

4. 편안한 자세

그 뒤 우리는 가운데 두 가지 요소들―정신적 장
치와 수용적 태도―만으로도 이완반응을 일으키기에
충분하다는 사실을 발견했다. 즉, 시끄러운 거리에서
조깅하면서도 우리는 이완반응을 촉발할 수 있다. 조깅
하는 동안 집중력만 잃지 않으면 되며, 잡념이 정신집
중을 방해할 때는 정신적 장치를 이용하여 집중력을 다
시 찾을 수 있다. 다양한 종교의 신자들은 태곳적부터
기도문을 반복적으로 암송하거나 읊조려 왔는데, 그 역
시 이완반응을 촉발할 수 있다. 분명히 말하지만, 무신
론자도 이완반응을 통해 신체적 보상을 쉽게 일상적으
로 받을 수 있다. 사실, 이완반응은 수많은 기법―요가,
기공, 걷기, 수영, 심지어 뜨개질이나 노젓기―을 통
해 촉발될 수 있다. 자세나 방법도 천차만별이어서, 앉
든 서든, 노래하든 침묵하면서든 이완반응을 촉발할 수
있다.

나와 동료들은 이완반응을 연구하면서, 스트레

스—그리고 스트레스가 유발한 아드레날린과 노르아드레날린의 분비—가 서양의학이 지적하는 것보다 훨씬 더 많은 의학적 문제를 초래한다는 사실을 알게 되었다. 이완반응은 고혈압뿐 아니라, 두통, 부정맥, 월경전증후군, 불안증, 경도~중등도 우울증의 치료에도 효과가 있는 것으로 밝혀졌다.

우리는 환자들에게 이완반응을 촉발하는 방법을—그들에게 나름 의미있는 방법으로—가르치기 시작했다. 이 책에서 제안된 '단어의 단순 반복' 말고, 가톨릭 신자에게는 "은총이 가득하신 마리아님Hail Mary full of grace" 유대교 신자에게는 "들으라 이스라엘Sh'ma Yisrael", 개신교 신자에게는 "하늘에 계신 우리 아버지Our Father who art in Heaven"를 사용하도록 허용했다. 그리고 무슬림에게는 "신의 뜻대로Insha'allah", 힌두교인에게는 "옴Om"을 반복하도록 허용했다. 세속적인 사람들이나 무신론자들의 경우, 설득력 있는 단어, 구절, 또는 소리(예: 사랑, 평화, 평안)에 집중하도록 했다. 그 결과, 어린 시절에(예컨대, 사랑하는 부모와 가족이 있는 데서) 배운 구절들이 특히 강력한 효과를 발휘하는 것으로 나타났다. 이상과 같은 방법을 통해, 우리는 "모든 사람들이 자신의 신념 체계와 가치관에 기반하여 이완반응을 촉발할 수 있다"는 사실을 발견했다.

## 이완반응을 촉발하는 방법

가장 최근에 출간한 『시간을 초월한 치유: 신념의 힘과 생물학*Timeless Healings: The Power and Biology of Belief*』에서, 마크 스타크와 나는 '이완반응을 촉발하는 방법'의 개정판을 소개했다. 약 20년에 걸쳐 '인체의 괄목할 만한 생리 능력'에 대한 이해를 세련화한 끝에, 우리는 이완반응을 촉발하는 핵심 단계를 다음과 같은 두 가지로 간소화했다.

1. 하나의 단어, 소리, 구절, 기도문, 또는 근육 활동을 반복한다.
2. 필연적으로 떠오르는 일상적 상념들을 가볍게 무시하고, 1의 반복과정으로 복귀한다.

덤으로, 여러 해 동안 환자들에게 가르쳐 왔고, 내

가 직접 사용한 일반적 기법들은 다음과 같다.

1. 당신의 신념 체계에 뿌리박은 집중용 단어, 짧은 구절, 기도문을 선택한다.

2. 편안한 자세로 조용히 앉는다.

3. 눈을 감는다.

4. 발에서부터 시작하여, 종아리, 허벅지, 복부, 어깨, 머리, 목의 근육을 차례로 이완시킨다.

5. 서서히 자연스럽게 숨을 쉬고, 숨을 내쉴 때마다 당신이 선택한 집중용 단어, 소리, 구절, 기도문을 조용히 읊조린다.

6. 수용적 태도를 취한다. '내가 얼마나 잘하고 있는지'에 개의치 않는다. 잡념이 떠오르면 대수롭지 않게 "음, 됐어"라고 중얼거린 후 5번 과정으로 돌아간다.

7. 10~20분 동안 계속한다.

8. 곧바로 일어서지 말고, 1분쯤 조용히 앉은 상태에서 잡념이 떠오르도록 내버려둔다. 그 다음 눈을 뜨고, 1분 동안 더 앉아 있다가 일어난다.

9. 하루에 한두 번씩 수행을 한다. 적절한 시간은 아침 또는 저녁을 먹기 전이다.

**출간 25주년 개정판에 부쳐**

굳이 조용히 앉아 있을 필요는 없으며, 운동을 하는 동안 이완반응을 촉발할 수도 있다. 만약 조깅이나 걷기를 하는 중이라면, 발이 땅바닥에 닿는 박자—"왼발, 오른발, 왼발, 오른발"—에 주의를 기울이고, 잡념이 떠오르면 "음, 됐어"라고 중얼거린 후 "왼발, 오른발, 왼발, 오른발"로 복귀한다. 물론, 이 경우에는 눈을 뜨고 있어야 한다. 이와 마찬가지로, 수영을 할 때는 팔을 젖는 속도에, 자전거를 탈 때는 바퀴의 회전에, 춤을 출 때는 음악의 비트에, 그 밖의 경우에는 호흡의 리듬에 각각 주의를 기울이면 된다.

## 베스트셀러

『이완반응』의 기본적인 메시지가 인기를 끄는 데는 시간이 별로 필요하지 않았다. 이 책은 불과 몇 주만에 『뉴욕타임스』의 베스트셀러 목록에 올라 몇 달 동안 자리를 지켰다. "조용한 집중이라는 수련법으로 신체를 건강하게 한다"는 간단하고 실용적인 아이디어를 담은 이 책은 거의 400만 부가 팔려나가며 전 세계

13개 언어로 번역되었고, 건강관리 전문가들이 가장 많이 추천하는 셀프케어 서적으로 등극했다. 그 후 이 책은 중판重版을 거듭하여 현재 38판을 기록하고 있다.

이 책의 메시지가 그렇게 혁명적이었던 이유가 뭘까? 간단히 말해서, 19세기 초반까지만 해도 과학적으로 증명된 치료법이 별로 없다 보니, 의사들은 '신체를 치유하는 정신의 힘'에 거의 전적으로 의존했었다. 서양의학이 인체에 대한 새로운 지식을 얻고 1800년대 중반 세균이 알려지기 시작하면서, 그런 경향은 바뀌기 시작했다. 뒤이어 1920년대와 1930년대에 인슐린과 페니실린이 발견되었고, 1950년대에 소크 백신Salk vaccine이 개발되었으며, 1960년대에 새로운 발견들이 봇물 터지듯 쏟아져 나와 1990년대에 하이테크 의학 시대가 활짝 열렸다. 1975년 『이완반응』이 출간되었을 즈음, 셀프케어라는 개념은 서양의 의사와 환자들에게 다소 생경한 개념으로 여겨졌다. '심각한 부상과 질병은 신의 손에 맡겨야 한다'는 믿음에서 벗어나, 사람이 사용할 수 있는 의료자원을 만지작거리며 황홀해 하던 시대였으니 그럴 만도 했다. 세균과 바이러스에 대한 이해가 갑자기 증진되어, 의약품, 외과수술, 엑스선 촬영,

기타 혁신적 방법을 이용하면 문제를 확인하고 깨끗이 해결할 수 있다는 자신감이 충만했다.

폐렴이나 결핵과 같은 질병을 의약품으로 무찌를 수 있고, 마취 덕분에 수술에 대한 부담감까지 줄어든 시대에, 심신의학 따위는 불필요해 보였다. "경이로운 알약과 수술이 있는 마당에, 나의 문제를 스스로 해결할 필요가 있나?"라는 의문이 팽배한 당시 의학계에서, 삼각의자의 핵심인 셀프케어가 설 자리는 거의 없어 보였다. 만연하는 부작용과 눈덩이처럼 불어나는 의료비는 두말할 것도 없고, 의약품과 외과수술이 도움이 되지 않는 경우에도, 세상 사람들은 약물요법과 수술요법에 전적으로 의존했다.

그 결과 의사와 환자의 관계는 더욱 악화되기 시작했다. 치료법이 워낙 강력하다 보니, 의학 전문가들은 '환자에게 필요한 것은 오로지 치료뿐이다'라고 확신하게 되었다. 그러나 환자들은 의학 만능주의의 귀착점을 직감적으로 인식하고, 증상을 비인간적으로 다루는 의료 관행에 분개하고 있었다. 요컨대 의사들은 의학적 문제를 종종 '일련의 검사 결과'를 이용하여 기술했고, 별것도 아닌 정보를 자기들만 아는 라틴어로 이야기했으며, 심지어 담석증 환자를 "207호의 담석"이라고 지칭하는 등 몰지각한 행태의 극치를 달렸다. '고비용 저효율'의 의료환경과 '새로운 검사와 치료법'에 혈안이 된 의료 관행하에서, 환자와 대화를 통해 질병의 인간적 측면을 이해하려는 의사들은 찾아 볼 수 없었다.

## 험한 세상에 다리가 되어

『이완반응』은 이러한 분위기―기술에 대한 의존성 심화, 치솟는 의료비, 서서히 악화되는 의사와 환자 관계―속에서 출간되었다. 여러 가지 면에서 이 책은 점점 더 멀어져 가는 세상의 건너편을 향해 밧줄을 던졌다.『이완반응』은 나와 동료들이 의학저널에 게재한 연구결과에 기반한 것으로, 서양의 과학자와 환자 모두에게 '정신과 신체의 긴밀한 관계'를 간단한 과학용어를 이용하여 납득할 만하게 설명했다. 이 책의 내용을 한 문장으로 요약하면, "인간의 정신과 신체는 통념과 달리 철저히 분리되어 있지 않다"는 것이다.

첫 번째 밧줄을 던지고 나자, 우리는 널따란 만灣

에 다리를 놓을 수 있게 되었다. 그리하여 동양과 서양, 일상에서의 경험과 과학을 유의미한 방법으로 결합할 수 있었다. 다리가 놓이면서 간극은 대체로 메워졌지만, 진정한 진보—주류의학의 관점 전환—는 당초 희망했던 것보다 훨씬 더디게 이루어졌다. 나와 동료들의 연구 결과는 이미 많은 사람들에게 도움을 줬으므로, 나로 하여금 이루 형언할 수 없는 만족감을 느끼게 했다. 하지만 의학계가 우리의 발견에 대중들만큼 열광한다면, 의료관행과 의료비 모두에 훨씬 더 긍정적인 영향을 미칠 수 있었을 텐데⋯⋯. 나는『이완반응』이 좀 더 많은 사람들에게 도움을 주지 못한 점을 못내 아쉬워했다.

## 대중의 폭발적 반응

『이완반응』이 출간된 지 채 몇 주도 지나지 않아, 나는 보스턴의 집을 떠나 뉴욕으로 여행하다 소스라치게 놀랐다. 5번가 서점 맨 앞 진열대에 내 책이 수북이 쌓여 있는 게 아닌가! 사실 맨 처음 놀란 것은 책을 써

보라는 출판사의 권유를 받고 나서였다. 빌 애들러라는 에이전트는 하워드 코셀과 같은 유명한 저자를 내세우며, 연구 결과를 책으로 엮으면 베스트셀러가 될 거라며 나를 부추겼다. 그러나 나도 애들러도 『이완반응』에 대한 대중의 폭발적 반응을 전혀 예상하지 못했다. 더욱이 내 책이 뒤이어 유행처럼 쏟아져 나온 버니 시걸, 노먼 커즌스, 딥팩 초프라, 앤드루 웨일, 딘 오니시 등의 의학 베스트셀러의 원조가 될 줄이야!

바버라 월터스는 ABC의 〈굿모닝아메리카〉에서 나와 인터뷰함으로써 『이완반응』의 성공에 결정적으로 기여했다. 나는 인터뷰가 끝난 뒤 분장실에 앉아, 월터스의 요청에 따라 이완반응 촉발하는 법을 설명해 줘야 했다. 그 당시 나는 의대생들의 시험지를 채점하다 말고 방송국에 불려온 상태였다.

전국에 방송되는 대중매체가 나의 일생에 영향을 미칠 거라고 예상한 적도 없었으며, 『이완반응』을 읽은 사람들이 열렬한 추종자가 되어 홍보담당자로 나설 거라고 상상한 적도 없었다. 이 책은 고혈압 환자들의 혈압을 낮추고, 편두통을 비롯한 각종 통증 환자들의 고통을 덜어주고, 많은 사람에게 기도할 명분을 줬다.

『이완반응』의 심오한 영향력 덕분에, 강연을 할 때마다 낯선 사람들이 마치 오랜 친구처럼 나를 반겨줬다.

나는, 나와 동료들이 의학의 관행을 근본적으로 바꾸기 위해 수행한 연구의 객관적이고 과학적인 증거를 신뢰하며, "정신의 영향은 의약품과 치료법의 혜택만큼이나 끊임없이 연구되어야 한다"고 강조했다. 내가 바라는 것은 단 하나, 삼각의자 모델이 확립되어 약물요법, 외과요법, 셀프케어가 동등하고 적절하게 사용되는 세상이었다. 그러나 의료 관행의 변화를 바라는 노력이 엄청난 시련에 직면할 거라고는 꿈에도 생각하지 않고 있었다.

## 위약효과일 뿐이라고?

비평가들이 우리의 연구 결과를 무시하는 데 사용한 흔한 주장─앞으로 지속적으로 논평하겠지만, 이건 명백한 오해다─은, "이완반응은 널리 유행하는 위약효과의 재발견에 불과하다"는 것이었다. 비평가들은 우리를 향해 손가락질을 하며, "당신과 동료들이 임상시험에서 관찰한 생리변화들은 모두 자기암시self-suggestion의 결과이며, 환자의 머릿속에만 존재한다"고 주장했다. 그들은 이렇게 말했다. "환자들의 혈압이 낮아진 것은 '내 혈압을 낮출 수 있다'는 믿음 덕분이었다. 그렇다면 이완반응의 성공은 '이완반응에 대한 믿음'의 결과물이라고 할 수 있는데, 건강이 향상될 수 있다고 믿음으로써 건강이 외견상 향상되는 것은 위약효과의 전형적인 특징이다."

위약효과는 모든 임상시험에서 나타나는 현상이므로, 비평가들의 주장을 덮어놓고 황당무계하다고 몰아세울 수는 없었다. 상태가 호전될 거라고 믿는 환자들—예컨대, 의약품 대신 '가짜 당의정'을 투여받으면서도, '진짜 의약품'을 투여받는다고 철석같이 믿는 환자들—중에서 30퍼센트 이상의 병세가 실제로 호전된다는 것은, 의학계의 오랜 정설이었다. 서양의학에서 무작위대조 임상시험randomized control trial이 처음 광범위하게 실시된 것은 제2차세계대전 후, 신약이 무더기로 개발되던 시기였다. 그 이후 위약효과는 과학실험과 의학계의 골칫거리로 등장했다.

나 역시 동료들과 마찬가지로 위약효과를 꺼림칙

하게 여겼으므로, 이완반응이 독특한 생리상태임을 증명하기 위해 무진 노력했다. 나는 수백 편의 과학논문을 읽고, 위약효과가 모든 종류의 의약품 개발에 끼어드는 메커니즘을 분석했다.

나는 다른 연구자들과 손을 잡고 심혈을 기울인 끝에, 이완반응의 성공은 위약효과에 귀속되지 않는다는 결론에 도달했다. 이완반응은 환자의 신념과 무관하게 작동하는 것으로 나타났다. 사실, 잡념이 떠오를 때 정신을 집중하여 대상(단어, 구절, 기도문, 소리 등)에 다시 몰입하면, 환자의 체내에서 일련의 측정·재현·예측가능한 변화가 일어나 의과학scientific medicine의 기준을 충족하게 된다. 그와 대조적으로, 위약효과는 예측이나 재현이 불가능하다.

그런데 우리는 이 연구를 통해 뜻밖의 성과를 거뒀다. 그 내용인즉, 위약효과를 치료에 사용할 경우 50~90퍼센트에 달하는 성공을 거둘 수 있다는 것이었다. 그것은 하버드의 은사 중 한 명인 헨리 K. 비처가 1955년 발표한 논문에서 주장한 수치의 2~3배였다. 우리는 그에 관한 논문을 1975년 『미국의학협회저널JAMA』과 1979년 『뉴잉글랜드의학저널NEJM』에 발표했다. 아이러니하게도, 이완반응과의 관계를 단절하려고 그렇게 노력했던 위약효과가 의학계의 '귀중함에도 불구하고 따돌림받는 자산'으로 밝혀진 것이다.

그때까지 의학계의 오랜 정설은, "위약효과에 귀속될 수 있는 성공률은 비처 박사가 발견한 30퍼센트"라는 것이었다. 우리의 연구를 통해, 위약효과는 '짜증나고 하잘것없는 변수'가 아니라 '최고의 주목을 받아 마땅한 요소'로 거듭났다. 실제로 위약효과는 진화가 우리의 몸에 장착한 선천적 치유능력으로, 거의 언제나 효과를 발휘할 수 있는 자원이다. 의학계의 부정적인 편견을 불식하기 위해, 나는 그것을 '자기 암시적 호전'으로 개명할 것을 제안한다. 자기 암시적 호전, 즉 위약효과는 신념에 의해 추동된다는 점을 명심하라.

## 신념적 요인

나는 임상경험을 통해, 믿음—많은 사람에게, 이것은 신앙을 의미한다—과 의학적 경험은 분리될 수 없다는 점을 깨달았다. 주류의학에서도 인정하는 바와 같이, 믿음은 환자들의 삶에서 핵심을 이루며 그들의 건강과 밀접히 관련되어 있기 때문이다.

내가 돌보는 환자의 80퍼센트는 이완반응을 촉발하기 위한 정신적 장치로서 기도문을 선택했다. 이런 이유 때문에 나는 난감한 입장에 처했으니, 명색이 의사라는 사람이 환자에게 기도하는 방법을 가르치게 된 것이었다. 물론 처음부터 그러려는 의도는 전혀 없었다. 환자들이 믿는 종교는 나이나 질병만큼이나 다양했지만, 신앙이 치유 과정에서 커다란 역할을 수행한다는 것은 불변의 진리였다.

자기암시적 호전(위약효과)은 이완반응의 효과를 향상시키는 것처럼 보였다. 나는 이 두 가지 내적 영향력internal influence을 한데 묶어 신념적 요인faith factor이라고 명명하고, 나의 후속저서인 『이완반응을 넘어서Beyond the Relaxation Response』와 『시간을 초월한 치유Timeless Healing: The Power and Biology of Belief』에서 상세히 설명했다.

자선사업가인 로런스 록펠러는 '신념적 요인'과 믿음(특히, 신앙)이 모든 종류의 치유에서 수행하는 역할에 관심을 갖고, 우리가 모든 교파의 성직자들을 대상으로 개최한 세미나를 후원해 줬다. 세미나에 참석한 성직자들은 신념적 요인에 관한 메시지를 자신의 교파에 전달하여, 신자들로 하여금 이완반응과 자기암시적 호전의 건강상 이점을 누리도록 했다. 저명한 투자가인 존 템플턴 경卿은 나를 존 템플턴 재단John Templeton Foundation의 자문위원으로 초빙했고, 나는 그곳에서 많은 의사, 물리학자, 성직자, 역사가, 미래학자들과 만났는데, 그들은 하나같이 신과 신앙의 보편적 힘을 연구하는 데 매진하고 있었다. 록펠러와 템플턴 경의 뒷받침 덕분에, 나와 동료들은 신앙·치유력·영성spirituality에 대해 큰 통찰을 얻었다.

서양 문화에는 교회와 국가, 종교와 과학을 한데 묶으려는 시도가 금기시되고 있다. 나와 동료들은 환자들에게 선택권을 줌으로써 그런 우려를 잠재우려고 노력했다. 환자들에게 이완반응을 촉발하는 방법을 알려줄 때, 우리는 다음과 같은 질문을 던졌다. "세속적인 접근 방법과 종교적 접근 방법 중 어느 쪽을 선호하나요?" 다양한 교파의 종교인들에게 나름의 신앙을 치료에 활용하도록 권유하지만, 비종교인들의 심기를 거스를 수 있는 행동은 일절 삼가는 것이 우리의 철칙이었

다. 우리는 환자들을 편안하게 해 줌으로써, 맞춤형 접
근 방법self-tailored approach을 선택하도록 배려했다. 자
신이 선택한 접근 방법이 유의미하고 개인적으로 납득
할 만할 때, 환자들은 규칙적인 정신 집중 스케줄을 더
욱 준수하는 것으로 밝혀졌다.


## 그 후 15년

교회에서 기업체까지, 휴양시설에서 전문가협회에
이르기까지 다양한 단체와 모임에서, 나와 동료들이 의
학저널·강의·훈련과정·후속저서에서 언급한 정보들
을 더 자세히 알려달라고 아우성치기 시작했다. '뇌가
신체를 위해 할 수 있는 것'에 대한 관심이 폭발하여,
우리는 쇄도하는 강연 요청에 모두 응할 수 없었다. 클
리닉에서 우리의 도움을 기다리고 있는 수천 명의 환자
들 때문에, 헬스케어 전문가, 성직자, 학교 선생님들을
위한 프로그램까지는 신속히 개발할 수 없었다.

반면 의학계에서는 15년간 우리의 발견을 대체로
무시했다. 많은 사람이 나의 베스트셀러에서 도움을 받

았다. 하지만 바로 그 점이 '서양의 과학 사조를 바꾼다'는 우리의 대의명분을 해치는 아킬레스건으로 작용할 줄이야! 이 책의 대중적 인기가 학계의 평판에 안 좋은 영향을 미쳤고, 핵심적 메시지가 진지하게 받아들여지는 것을 가로막았다. 내가 알기로 하버드 의대 교수진에는 베스트셀러 저자가 단 한 명도 없었다. 동료들에게 "하버드의 의사들은 대중서적을 쓰면 안 됩니다"라는 훈계를 들은 적도 있다.

오늘날 미국에서 베스트셀러 저자가 된 의사들은 종종 의학계를 떠난다. 그러나 나는 하버드 의대에 머물렀다. 그 이유는 의과대학 특유의 지적 분위기를 즐겼기 때문이다. 더욱이 나는 학교에 머물며 의학계에 혁명을 일으켜야 한다는 의무감을 느꼈다. 그러나 하버드는 주류의학의 철옹성이었다. 심신 연구를 포용하려는 대중문화의 열기가 아무리 높아도, 하버드를 비롯한 미국 유수의 대학병원과 연구소는 의학 혁신을 가로막는 수문장 노릇을 할 뿐이었다. 예나 지금이나, 하버드의 드높은 위신과 평판이 심신의학에 영향력을 하루빨리 발휘하여, 빛 바랜 베스트셀러의 영광을 되살려 줬으면 하는 마음이 간절하다.

## 대체의학이라는 꼬리표

대체의학 분야 종사자들은 나를 자기편으로 여기며 열렬히 환영했다. 왜냐하면 나와 동료들의 연구가 자기들의 과학적 신빙성을 높였다고 믿었기 때문이다. 사실 대부분의 사람은 "알약과 수술 이외의 모든 접근 방법은 대체의학"이라고 믿으며, 우리의 발견과 대체의학이 한통속이라고 간주했다. 많은 사람들이 "진정한 의학 = 의사에게 약을 처방받거나 치료법을 시술받는 것"이라고 믿었다. 설사 이완반응이 과학적으로 입증된 자가치유 방법이라고 해도, 서양 사회에서 의학이라고 간주되는 "알약과 수술"이라는 전통적 모델에는 부합하지 않았다.

나는 의학 경력을 통틀어 대체의학과 동류同類로 간주되는 것을 완강히 거부했는데, 거기에는 몇 가지 이유가 있다.

첫째, 나와 동료들의 발견은 증거에 기반한 것으로, 서양 과학의 엄격한 기준에 부합했다. "하나의 치료법이나 기법이 과학적 타당성을 인정받아 동료 심사 의학저널에 출판되면, 그 때는 '대체'라는 꼬리표를 떼어야 한다"는 것이 나의 지론이다. 허브나 동종요법homeopathy과 같은 대체의학 치료법이 '대체'라는 꼬리표를 떼려면, 증거에 기반해야 하고 의과학의 세 가지 기준—측정가능성measurability, 예측능성predictability, 재현성reproducibility—을 충족해야 한다.

둘째, 이완반응과 자기 암시적 호전의 힘은 개개인의 신체에 내재해 있으며, 가장 큰 장점은 자가투여self-administration, 즉 셀프케어가 가능하다는 것이다. 셀프케어는 이런 점에서 가히 혁명적이며, 전통적·비전통적 환경에서 통용되는 의학 관행과 근본적으로 다르다. 대체의학의 접근방법은 외부에서 부과되는 것이지, 내부에서 촉발되는 것은 아니다. 요컨대 대체의학은 서양의학과 마찬가지로 약물과 수술이라는 접근 방법에 주로 의존하므로 남용의 위험에 늘 직면해 있다. 나는 주류의학과 대체의학 모두를 향해, 심신의학을 전폭적으로 수용하라고 촉구한다.

셋째, 이완반응과 다른 셀프케어 접근 방법은 주류의학의 의료비를 절감하는 데 반해, 대체의학은 주류의학의 부담을 가중시킨다. 연구에 따르면, 심신의학을 채용할 경우 환자가 의사를 방문하는 횟수가 줄어들므로 건강보험 기금을 절약할 수 있다. 그러므로 국가의 입장에서 볼 때, 심신의학을 주류의학에 통합함으로써 매년 수십조 달러의 의료비를 절감할 수 있다. 게다가 이완반응 덕분에 환자가 대체의학을 기웃거리지 않게 된다면 적잖은 의료비를 추가로 절감할 수 있을 것이다.

환자들 사이에서 대체의학이 널리 사용되고 있는 것은, '색다른 치료법에 대한 맹신'과 '삼각의자의 다른 다리(알약, 수술)에 의존하는 주류의학이 환자의 수요를 제대로 충족하지 못한다'는 인식이 팽배하기 때문이다. 오늘날 의사들은 한 환자당 평균 7~8분씩 할애하는데 데 반해, 대체의학 종사자들은 평균 30분씩 할애하고 있다. 그러니 환자들의 마음이 혹할 수밖에 없다.

또한, 대체의학은 일반적으로 인정된 치료모델('처방받거나 시술받음')에 부합한다. 사람들은 모든 질병이 극적인 행동을 요구한다고 믿으며, 내적 치유 능력을 배양하고 뒷받침하는 대신, 주류의학과 비주류의학을 넘나들며 '이 의사 저 의사', '이 약물 저 약물', '이 수술 저 수술'을 전전한다.

사실, 주류의학과 대체의학 공히, 위약효과(또는 자기암시적 호전)의 덕을 좀 보는 편이다. 아스피린이 두통을 완화해 줄 거라는 믿음이 아스피린의 성공에 기여하는 것과 마찬가지로, 어떤 허브가 두통을 완화해줄 거라는 믿음은 그 허브의 성공에 기여할 수 있다. 위약이 효과를 발휘할 확률은 50~90퍼센트에 달하므로, 환자가 선택한 치료법이—어떤 치료법이 됐든— 문제를 해결할 가능성은 상존한다. 왜냐하면 환자 자신이 효능을 확신하기 때문이다. 솔직히 말해서, 당신이나 나나 처방받은 의약품에 신념적 요인을 보태면, 그 신념이 종종 약효를 증진시키곤 한다.

주류의학과 대체의학의 근본적 차이점은, 대부분의 주류의학 치료법은— 환자가 믿든 말든— 적응증indication을 치료하기 위해 작동한다는 것이다. 예컨대, 당신은 페니실린이 효능을 발휘할 거라고 믿을 필요가 없다. 백내장 수술은 당신의 믿음과 무관하게 당신의 시력을 복구할 것이다. 이게 바로 '증거기반 의학'과 '검증되지 않은 대체의학'의 근본적 차이다. 전자는 자기 암시적 호전의 영향력에 별로 의존하지 않는데 반해, 후자는 크게 의존한다.

현재 미국국립보건원National Institute of health (NIH)과 그 산하기관인 국립보완대체의학센터National Center for Complementary and Alternative Medicine는 비주류의학이 내세우는 입증되지 않은 주장들을 평가하고 있다. 나는 그 작업을 찬성하지만, 이미 입증된 전략인 이완반응을 평가하고 채용하는 데 더 많은 주의를 기울이기를 바란다. 그것은 우리 모두의 체내에 존재하며 자가투여가 가능한, 매우 강력한 치유자원이다.

## 아슬아슬한 외줄타기

독자들이 아는 바와 같이, 나는 의학 경력을 통틀어 줄곧 외줄타기를 해 왔다. 많은 사람들에게 인정을 받았고 일부에서 비난을 받았지만, 나에게는 반대 의견도 소중하다. 나는 두 가지 역할 사이에서 균형을 유지해야 했다. 그중 하나는 전통적 의학자였고, 다른 하나는 새롭고 논란 많은 의학 분야의 연구자 겸 대변인이었다.

나는 심신의학에 흥미를 느꼈다. 처음에는 '그런 논란 많은 분야에서 혼자 총대를 메는 건 현명하지 않다'고 생각했다. 그래서 한편으로는 심장 전문의로서 의과대학 강좌와 위원회를 주관했고, 다른 한편으로는 심신의학 연구를 수행했다. 그러다 보니 동료들과 함께 1988년 디코니스 병원Deaconess Hospital 부설 심신의학 연구소를 설립할 때까지 내가 진정으로 좋아하는 일에 전력을 다할 수 없었다.

나는 명망 있는 의학저널에 연구결과를 출판함과 동시에, 대중서적을 집필함으로써 일반인들 역시 (나와 동료들이 밝혀낸) '정신과 신체의 경이로운 관계'에 대한 정보를 손쉽게 접하게 했다.

또한, 나는 수년간 '내가 기술한 사항들'을 몸소 경험할 수 없었다. 이완반응이 내게도 유익하다는 점을 알고 있었지만, 스스로 이완반응을 촉발한 적은 없었다. 그럴 경우, '객관성이 결여된 광신자'로 오인받을 것이 두려웠기 때문이다. 그러나 노화로 인한 통증과 고통을 경험하면서 "이제 더는 미룰 수 없다"는 생각이 들었다. 20년 동안 다른 사람들에게 제공해 왔던 조언을 직접 실천하기 시작했다.

그럼에도 불구하고 나는 삼각의자를 구성하는 세 가지 치유방법을 모두 활용하는 방침을 고수했다. 사실, 몇 년 전에는 목숨을 부지하기 위해 현대의학의 도움을 받아야 했다. 나는 부엌의 통풍구를 수리한답시고 어쭙잖게 부실한 의자를 딛고 올라섰다가, 발을 헛디뎌 바닥에 떨어지는 사고를 당했다. 식탁의 모서리에 부딪쳐 갈비뼈가 다섯 개나 부러졌고, 부러진 갈비뼈가 한쪽 폐를 관통하는 바람에 폐허탈lung collapse이 왔다. 그 결과 나의 흉강에는 혈액과 체액이 가득 차 호흡이 곤란하게 되었다. 그대로 방치한다면 혈액과 체액의 압력으로 인해 다른 쪽 폐까지 위축되어 목숨을 잃을 수도 있었다.

다행히도 옆에 있던 아내가 911에 전화를 걸었고, 나는 근처에 있는 레이히 클리닉Lahey Clinic으로 이송되었다. 의사들은 내 상태를 진단한 후 가슴에 튜브를 삽입했다. 그러자 혈액과 체액이 빠져나오면서 위축되었던 폐가 팽창되었고, 그 덕분에 나는 절체절명의 위기에서 벗어났다. 외과적 처치가 유일한 치료법이었고, 정신집중은 물론 어떤 셀프케어 방법도 도움이 되지 않았다. 많은 사람을 죽음의 문턱에서 구해냈듯, 현대의학은 나의 목숨을 살려줌으로써 본연의 존재가치를 입증한 것이다.

생명의 위기를 넘긴 그런 경험을 한 후, 나는 '의료

인투여 치료법caregiver-administered treatment'과 '자가투여 치료법' 간 균형의 필요성을 절실히 깨달았다. 운동, 스트레스 관리, 이완반응 촉발, 자가치유(셀프케어)에 관한 믿음이 나의 치유를 촉진한 것은 사실이다. 그러나 현대의학의 즉각적이고 극적인 개입이 없었다면, 나의 치유는 불가능했을 것이다.

## 달라이 라마와의 만남

단순한 명상 수련법의 건강상 이점에 매혹된 나는, 고도의 명상 수련법도 연구하고 싶어졌다. '단순 명상의 효과가 그렇게 대단하다면, 고급 명상의 효과는 얼마나 대단할까?'라는 호기심의 발로였다. 그러나 진정한 고급 명상 수련자들—이를 테면 티베트의 승려—은 과학적 검증이나 연구에 관심을 보이지 않았다.

그러나 지성이면 감천이라는 말도 있지 않은가! 끈질기게 매달린 끝에, 나는 티베트 승려들의 지도자인 달라이 라마를 1979년 하버드에서 만났다. 우리는 그 이후로도 십여 번 더 만났고, 그 과정에서 돈독한 우정을 쌓았다. 그는 나에게 고대 종교의식에서 승려들이 수행했던 멋진 기예技藝들을 소개했는데, 우리의 연구와 겹치는 부분이 얼마나 많았던지! 내가 이끄는 연구 팀은 1980년대에 북인도를 여러 차례 방문하여, 그 지역에서 망명 생활을 하던 티베트의 승려들을 연구했다. 그곳에서 우리는 정신과 신체가 어우러져 빚어내는 경이로운 장면들을 두 눈으로 똑똑히 확인했다. 해발 5,000미터가 넘는 히말라야 산맥에서, 영하 18도의 살을 에는 추위 속에서 작은 옷 하나만 걸친 채 고도의 명상을 수행하면서 건강과 활력을 유지하는 그들의 모습은 기적 그 자체였다.

그뿐만이 아니었다. 한번은 작은 샅바 하나만 걸친 티베트 승려들이 얼음이 얼 정도의 기온에 노출된 채 축축한 천을 몸에 두르고 있는 것을 보고 소스라치게 놀랐다. 나나 당신과 같은 사람들이라면, 그런 상황에서 몸을 사시나무 떨듯 떨다가 저체온증에 걸려 사망했을 것이다. 그러나 그 승려들은 다년간에 걸쳐 열생성 명상heat-producing meditation을 수행함으로써 경이로운 생리적 제어능력을 터득했으므로, 그런 악조건하에서도 아무런 스트레스를 경험하지 않았다. 오히려 몇

46

분이 채 안 지나 그들의 몸에서 김이 모락모락 나며 '축축하고 차가운 천'이 바싹 말라 버렸다.

티베트 승려들은 단순명상을 통해 이완반응을 쉽게 촉발할 수 있는 것으로 밝혀졌는데, 그 과정은 다음과 같다. 먼저, 마음을 조용히 가라앉힌 후 (우주에 흩어져 있는 기氣에서 전해져와, 체내의 기맥氣脈을 따라 돌고 있는) 불火이나 열熱을 한데 모은다. 그런 다음, 그 불로 '온갖 부적절한 생각들'을 태워버려 심신을 정화시킨다.

티베트 승려들의 고급 명상 장면을 목격하고 큰 감명을 받은 우리는, 그 성과를 재현하기로 결정했다. 그리하여 환자들에게도 2단계 수련법을 가르치기 시작했는데, 그 과정은 다음과 같다. 첫째, 이완반응을 촉발하여 마음의 고요함을 유지함과 동시에 건강상 이점을 챙긴다. 둘째, 마음이 고요해지면, 정신을 더욱 집중하여 마음의 문을 활짝 열고 '자신에게 유의미한 결과'를 떠올린다. 예컨대 어떤 통증이 완화되기를 원한다면, 그 통증이 없는 상태를 상정한다. 직장이나 골프장이나 테니스장에서의 성적향상을 원한다면, 그것을 이룬 상태를 떠올리면 된다. 당신의 목표가 무엇이든 간에, 이 같은 2단계 수련법을 이용한다면 이완반응의 이점을 챙

47

길 수 있고, 한 단계 더 나아가 (마음의 고요함을 통해) 생각과 행동을 재조정함으로써 원하는 방향으로 이끌 수 있다.

## 최근에 밝혀진 이완반응의 효과들

'균형잡힌 의학적 접근 방법'을 추구하는 동안, 나와 동료들은 수천 명의 환자들을 치료하여 그 성과를 여러 의학저널에 발표했다. 우리는 그 과정에서, 이완반응, 자기암시적 호전, 그밖의 셀프케어 접근방법(예: 운동, 스트레스 관리, 영양요법)을 통해 완화되거나 완치될 수 있는 질병들을 하나씩 하나씩 확인했다. 또한 셀프케어를 이용할 경우, 스트레스나 심신의 부적절한 상호작용에 의해 초래되는 모든 장애를 효과적으로 치료할 수 있다는 사실도 알게 되었다. 셀프케어 기법을 적용하면, 의사를 찾아온 환자들이 호소하는 문제의 대부분을 완화하거나 치료할 수 있다. 결론적으로 말해서, 우리 모두의 몸속에 내장된 '공짜 치유자원'을 활용한다면, 미국에서 매년 낭비되는 의료비를 최소한 500억 달러 절약할 수 있을 것이다.

심신의 부적절한 상호작용(예를 들어 스트레스, 투쟁-도
피반응)에 의해 초래된 질병들을 열거하면 아래와 같다.
이 모든 질병들은 셀프케어 기법을 이용해 유의미하게
개선되거나 치료될 수 있다.

- 협심증
- 심장부정맥
- 피부 알레르기 반응
- 불안증
- 경도 내지 중등도 우울증
- 기관지천식
- 단순포진
- 기침
- 변비
- 당뇨병
- 십이지장궤양
- 현기증
- 피로
- 고혈압

- 불임

- 불면증

- 임신 중 입덧

- 신경과민

- 모든 통증: 요통, 두통 복통, 근육통, 관절통, 수술 후 통증, 목 · 팔 · 다리의 통증

- 수술 후 부기swelling

- 생리전증후군

- 류마티스관절염

- 암의 합병증

- AIDS의 합병증

　최근 우리는 어떤 종교단체와 그들이 수행하는 영성기반치유spirituality-based healing를 연구함으로써 심신의학에 대한 이해를 심화하려고 노력해 왔다. 그 단체의 이름은 크리스천사이언스Christian Science인데, 종교적 전통의 일환으로 약물복용과 의학적 치료를 삼가는 것으로 알려져 있다. 우리는 국제갤럽조사연구소와 손을 잡고, 수백 명의 크리스천사이언스 신봉자와 대조군(미국 전역에서 무작위로 선정된 일반인)의 데이터를 수집하여

비교·분석했다. 그 결과, 그 단체의 신도들은 일반인들보다 훨씬 더 자주 영적 수련을 하고, 질병에 걸리는 빈도가 적으며, 일반인들보다 자신들의 삶에 더 만족하는 것으로 나타났다. 병원에 가거나 입원하는 횟수는 일반인과 비슷했지만, 처방약을 사용하는 빈도는 훨씬 더 적었다. 이러한 발견에 기반하여, 우리는 "통상적인 의학 치료와 심신 치료를 병행하면, 건강상 혜택을 더 많이 누릴 수 있다"는 결론을 내렸다.

## 셀프케어의 올바른 사용법

모든 질병에는 심신적 요소가 포함되어 있으므로, 셀프케어 기법을 이용함으로써 얼마간의 혜택을 누릴 수 있는 잠재성이 존재한다. 그러나 당신이 경험하는 특별한 의학적 문제를 위해, 이 책에서 제공하는 조언을 적절히 활용하려면 어떻게 해야 할까?

먼저, 주치의를 만나 당신의 증상을 상의하는 것이 기본이다. 그 결과 현대의학의 도움을 받는 게 적절한 것으로 확인된다면, 의사가 처방한 약물요법이나 외과요법의 혜택을 받으면 된다. 폐렴으로 진단 받았다면 항생제가 필요하고, 암에 걸렸다면 삼각의자를 구성하는 세 가지 치유자원이 모두 필요하다. 그러나 긴장성 두통tension headache으로 진단 받았다면, 알약이나 수술 없이 심신 요법을 이용하여 통증을 제거할 수 있다. 다시 한번 강조하지만, 질병에 걸렸다고 의심될 때는 최우선적으로 주치의와 상담해야 한다. 그래야만 삼각의자를 구성하는 세 개의 소중한 도구들을 적재적소에 활용할 수 있다.

주치의가 적절한 치료법을 처방하지 않거나, 주치의가 당신에게 충분한 시간을 할애하지 않거나, 당신이 비전통적 치료법을 신뢰한다면, 당신은 대체의학의 사용을 고려할 수도 있다. 만약 이런 쪽으로 방향을 잡았다면, 당신은 어떤 식으로든 혜택을 받을 수 있다. 그러나 분명히 명심할 것은, 비전통적 치료법의 성공을 결정하는 핵심 요인은 '셀프케어에 대한 올바른 믿음'이라는 것이다. 이완반응을 비롯한 셀프케어 기법의 자가 치유력을 제대로 인정해야만, 당신은 헛되이 낭비되는 의료비를 절감할 수 있다.

## 건강염려증과 죄책감

많은 사람들은 '자신의 건강을 스스로 제어한다'는 개념에 잔뜩 겁을 먹고 있다. 우리는 '건강한 습관'과 '균형 잡힌 생활'을 채택하는 대신, 건강에 대한 제어권을 의사나 대체요법 종사자에게 떠넘기고 그들의 처방과 지시에 의존하는 쪽을 선호한다. 극단적인 경우, 양성benign인 '심신성 질병명'보다는 악성malignant인 '질병분류표에 나오는 질병명'을 선호한다.

한 여성의 경우를 예로 들어 보자. 그녀는 환부가 오락가락하는 애매모호한 무기력증과 무감각증 때문에 많은 의사를 찾아 다녔다. 의사들은 매번 그녀에게 "모든 것은 당신의 머릿속에 있습니다"라는 아리송한 진단을 내리며, "나쁘게 말하면 '상상력의 부산물', 좋게 말하면 '일상생활에서 불가피한 스트레스에 대한 신체의 반응'입니다"라고 했다.

마침내 어떤 의사가 광범위한 검사를 통해 그녀가 치명적인 불치병에 걸렸다는 사실을 발견했다. 그런데 의사의 설명을 들은 그녀의 말이 걸작이었다. "휴, 이제야 안심이에요. 난 지금껏 모든 게 머릿속에 있다고 생각했지 뭐예요." 그동안 "건강염려증hypochondriac으로 판정받아 정신장애mental disturbance라는 낙인이 찍혔으니, 이제 의사들에게 외면당해 구제불능이다"라고 걱정한 나머지, 차라리 중병으로 진단받는 쪽을 선호한 것이다.

사람들의 생각은 이 점에 있어서 낙후되어 있다. 의사들에게 '의약품과 수술로만 치료할 수 있는 증상'을 반복적으로 호소할 때, 사람들은 자신의 몸에 강력한 '부정적 신호'를 보내고 있는 것이다. 사람들은 의학에 지나치게 강력한 권력을 부여하여, 정답이 몸 안에 있는데도 몸 밖에서 찾으려고 몸부림친다. 사실 셀프케어를 통해 자신의 건강을 제어하는 환자들은 막강한 자기제어 능력을 보유하고 있으므로, '의학과 사회는 패러다임 전환을 필요로 한다'는 나의 주장에 공감할 것이다.

그러나 다른 한편, 심신의 상호작용을 너무 강조하면 자칫 화를 부를 수도 있다. 암이나 심장병으로 진단받은 사람들이 자기 탓만 해서야 되겠는가? 암과 심장병이 치료되지 않는 것은, 환자의 성격과 신념이 질병을 치유할 정도로 강력하지 않음을 의미하지 않는다. 그런 생각과 관련된 죄책감은 얼토당토않다.

셀프케어와 관련된 죄책감은 불필요하다. 예컨대, 심신의 상호작용이 암의 경과에 영향을 미치기는 하지만, 그것이 암을 초래한다는 증거는 어디에도 없다. 심신요법은 여러 가지 영향 요인에 대한 치료법 중 하나에 불과하므로, 적절한 맥락 안에서 사용되어야 한다. 예를 들어 당신이 암으로 진단받았다면 심신의 상호작용을 이용하되, 화학요법·외과수술·방사선요법을 병행해야 한다. 그래야만 어떤 일이 일어나더라도 '가능한 수단을 총동원했다leave no stone unturned'는 마음가짐으로 평정심을 유지할 수 있다.

## 전환되고 있는 패러다임

심신 상호작용의 엄청난 잠재력을 제대로 평가하는 건강전문가들이 꾸준히 증가하고 있다. 나는 비교적 젊은 나이에 이완반응을 발견하고 뒤이어 자기암시적 호전의 힘을 깨달은 것을 커다란 축복으로 여기고 있다.

현재 미국인 중 3분의 1이 어떤 식으로든 이완

반응을 촉발하는 기법을 규칙적으로 수행하고 있다. 1975년에는 그 비율이 7퍼센트에 불과했다. 당시 명상을 비롯한 심신적 접근방법mind/body approach은 대체로 반문화적이며 극단적이라고 여겨졌다. 그러나 오늘날에는 심신기법과 '영혼을 살찌우는 수행법'이 주류 개념으로 자리매김했다.

나와 동료들이 체계적인 훈련과정을 개설한 1990년대에, 간극을 메우려는 동료들이 하나둘씩 나타나 외줄을 타고 '정신과 신체 사이의 인위적 만灣'를 건너면서 얼마나 벅찬 감동을 느꼈던지! 1992년, 하버드 대학교에서는 우리의 연구를 기념하여 심신의학연구소 교수Mind/Body Medical Institute Professorship라는 석좌교수직을 신설했다. 이 교수직의 이름은, 내가 은퇴한 후 내 이름으로 대체될 것이다. 대부분의 의과대학에는 심신 의학과 영성에 대한 강좌들이 정규과목으로 개설되어 있으며, 장차 의사가 되려는 학생들 사이에서 가장 인기 있는 과목으로 부상했다.

1995년, 나와 동료들은 또 하나의 과학적 이정표를 세웠다. 그 내용인즉, 세계 유수의 의학연구기금 지원기관인 미국국립보건원NIH에서 이완반응과 행태

론적 접근방법behavioral approach을 평가하기 위해, 의학계의 명망있는 전문가들로 구성된 기술평가위원회Technology Assessment Conference를 소집한 것이다. 그 위원회에서는 "모든 형태의 만성 통증 치료법에 이완반응을 통합해야 한다"는 결론을 내렸다.

그리고 1999년, 미 연방정부는 내가 1998년 하원과 상원의 청문회에서 행한 증언에 기반하여 NIH에 1천만 달러의 특별예산을 배정함으로써, 미국 전역에 심신요법센터를 설립하여 심신요법의 연구와 훈련을 수행하도록 했다. 1999 회계년도 미 상원 예산 배정 소위원회의 보고서에는 다음과 같이 적혀 있다.

본 위원회에서는, 스트레스가 (헬스케어 제공자들이 직면하는) 많은 질병의 원인이며, 현행 약학적·외과적 접근방법으로는 스트레스와 관련된 질병을 충분히 치료할 수 없다는 점을 인정한다. 심신요법, 특히 이완반응과 '환자의 신념 체계를 활용하는 치료법'은 그런 질병을 치료하는 데 성공적으로 사용되어 왔다. 본 위원회는 하버드대학교의 심신의학연구소가 '심신의 상호작용과 그 임상적 응용'을 연구하는 데 앞장서고 있음을 잘 알고 있다. 본 위원회는, 심신의학의 연구결과와 '건강증진 및 의료비 절감'이라는 혜택에 고무되어 있다. 아울러 심신의학의 혜택을 가시화하고, 그 과학적 기반을 확장하며, 그 분야의 전문가를 양성하려는 심신의학연구소의 노력에 경의를 표한다.

나는 심신의학이 눈부시게 성장하고 심신의학연구소들이 잇따라 설립된 데 큰 자부심을 느끼고 있다. 이는 심신의학 연구의 데이터베이스를 확장함으로써, 셀프케어 치료법이 주류의학에 통합되는 데 기여할 것이다.

현재 미국 의사들 중 3분의 2가 환자들에게 심신요법을 권하고 있다. 하지만 여전히 의학계에서 삼각의자의 균형은 아직 이루어지지 않은 실정이다. 의학은 여전히 환원주의적 관행reductionist practice을 고수하며, 질병을 초래한 특이적 요인과 질병을 완화하는 약물요법 및 외과요법을 찾는 데 골몰하고 있다. 이러한 접근방법에도 장점이 많지만, 인체의 생리적 변화는 한 가지 요인에 의해 유발되지 않는다는 게 문제다. 인체 내에서는 많은 요인들이 동시다발적으로 작용하는데, 그

대표적인 사례가 바로 심신의 상호작용이다. 그리고 셀프케어는 다학제적 접근 방법multidisciplinary approach이어서, 영양에서부터 스트레스 관리, 가치관, 인생관, 신념에 이르기까지 모든 것을 포괄한다. 건강한 생활방식은 다면적 습관으로 구성되어 있으므로, 고립된 치료모델과 걸맞지 않는다.

건강보험 회사들도 종종 환원주의 모델에 기반하고 있으므로, 특정한 약물요법과 외과요법만 보상해 줄 뿐 다학제적 셀프케어 치료법은 급여심사 대상에서 제외하고 있다. 심신요법의 데이터를 무시하고 효능와 비용절감이라는 혜택을 거들떠보지 않다니, 무지함의 극치라 아니할 수 없다.

더욱이 의학계에서는 특별한 지침을 제정함으로써 개혁의 발목을 잡고 있다. 예컨대 의학저널의 편집자들이 사용하는 과학 규칙은 실험적 요법의 임상시험에 참가한 '대조군 환자'와 '위약 투여 환자'를 동일시하고 있다. 그러나 신념과 기대를 고려한다면, 대조군control group과 위약군placebo group은 완벽히 일치하지 않는다. 심신의학의 가르침에 따르면, 상이한 신념이 상이한 결과를 초래할 수 있다. 따라서 참가자의 신념을 제대로 감안한다면 많은 선행연구의 타당성이 저하될 것이며, 수많은 의학 연구 결과들이 재현되지 않는 이유를 설명할 수 있을 것이다. 신념의 영향력은 이러한 모순을 설명할 수 있다.

## 심신의학연구소

나와 동료들은 심신의학연구소에서, 이완반응, 신념, 자기암시적 호전, 스트레스 관리, 운동, 영양, 그 밖의 셀프케어 요법이 모든 사람의 건강에 기여하는 메커니즘을 계속 연구할 것이다. 또한 심신의 상호작용을 기존의 의료자원과 접목함으로써 벌어진 틈을 좁히는 작업을 계속할 것이다.

심신의학연구소는 셀프케어 기법의 잠재력을 포용함으로써 전 세계의 모델로 부상했다. 현재 미국 전역에서 14개의 제휴 기관이 활동하며, 환자와 건강 전문가들에게 더욱 균형잡힌 접근법을 보급하고 있다. 또한 심신의학 연구소는 다음 세대에게 셀프케어의 가치를 더욱 잘 이해시키는 데 주력하고 있다. M. J. 월처와 손을 잡고 초·중·고등학교에서부터 대학교에 이르기까지 모든 학생에게 이완반응을 소개하여, 젊은이들이 삶의 스트레스에 더욱 건설적으로 대처하도록 도울 것이다.

질병의 진단 및 치료 과정에서, 심신의 상호작용이라는 요소가 일상적으로 반영되는 날이 오기를 기대한다. 헬스케어를 제공하는 전문가들과 만날 때마다, 건강에 대한 우리의 신념·불안·희망이 고려되어야 한다. 그렇게 되면 의료비가 절감될 뿐만 아니라, 의사들이 환자의 질병은 물론 영혼까지도 어루만지게 될 것이다. 과학은 지금까지 정신과 신체의 놀랄 만한 힘을 보여줬는데, 나의 희망은 과학이 한걸음 더 나아가 모든 이들의 패러다임을 바꿔 자신의 엄청난 선천적 재능—자가 치유 능력을 완벽히 활용하도록 만드는 것이다. 심신의 건강과 행복과 번영을 가져오는 처방, 막대한 의료비 절감, 나아가 국민경제의 발전을 소망한다.

# 균형 잡힌, 건강하고 행복한 삶을 위하여

고도로 산업화된 현대사회를 살아간다는 건 여간 힘든 일이 아니다. 사회변화에 맞춰 발 빠르게 움직이다 보면, 문득 자아를 상실하고 있다는 생각이 든다. 삶의 여유가 갈수록 줄어드니 말이다. 그런 가운데 현대인은 갖은 스트레스에 시달린다. 그런데 더 큰 문제는, 그런 스트레스가 각종 질병을 초래한다는 것이다.

스트레스적 상황stressful situation 하에서, 인체는 투쟁-도피반응fight or flight response을 보인다. 심장박동이 빨라지고, 대사율이 높아지며, 다량의 혈류가 근육으로 유입되는 등 극도의 흥분상태가 된다. 이런 반응이 반복적이고 불규칙하게 계속되면, 그 상태가 고착화되어 급기야 신체균형이 깨져버린다.

이완반응relaxation response이란 스트레스를 받을 때 우리 몸에 나타나는 부정적인 현상들을 상쇄함으로써 인체의 균형을 되찾아주는 반응을 말한다. 그런데 스트레스적 상황하에서의 신체반응은 자동적으로 촉발되는데 반해, 이완반응은 의식적으로 시간과 노력을 들여야 촉발된다. 내가 이 책을 쓴 이유는 바로 여기에 있다.

나는 이 책에서 '이완반응이 무엇이고 스트레스와 어떤 상관관계가 있는지', '스트레스가 야기하는 고질병인 고혈압에 어떻게 대처해야 하는지', 그리고 '이완반응을 촉발시키려면 어떻게 해야 하는지'를 자세히 설명하려고 한다.

사실, 이완반응은 전혀 새로운 개념이 아니다. 우리가 모르고 있을 뿐, 이완반응은 우리의 일상생활과 역사 속에서 얼마든지 찾아볼 수 있다. 나는 그것을 과학적으로 입증하고 현실에 적용했을 뿐이다.

내가 처음 이 연구를 시작했을 때, 주변의 시선은 싸늘했다. 이완반응이 대체의학의 일종이라고 주장하는 사람이 있는가 하면, 위약효과placebo effect의 재발

견에 지나지 않는다고 깎아내리는 학자도 있었다. 내가
몸담은 하버드 대학교의 반응도 그런 범주를 벗어나지
않았다. 내 책이 수백만 부가 팔려나가면서 세계적인
베스트셀러의 반열에 올랐음에도 불구하고 내 입지는
점점 더 좁아지는 듯했다.

하지만 지금은 분위기가 사뭇 달라졌다. 학계의 인
정을 받은 것은 물론이고, 미국 정부는 이완반응의 연
구 및 활용을 위한 기금까지 조성해 줬다. 이에 힘입어,
우리 연구팀도 심신의학연구소Mind/Body Medical Institute
를 바탕으로 더욱 활발한 연구를 진행하고 있으며, 좀
더 많은 사람들에게 이완반응을 보급하려고 배전倍前의
노력을 경주하고 있다.

더 많은 사람들이 이완반응의 필요성을 깨닫고, 의
약품에 의존하기 전에 이완반응을 먼저 시도해 보았으
면 좋겠다. 아직도 많은 의사들이 우선적으로 약물을
처방하고 있는 실정이므로, 환자 스스로 좀 더 나은 길
을 찾을 줄 아는 혜안이 더욱 필요한 시점이다.

매사추세츠주 보스턴 하버드 의과대학

허버트 벤슨

프롤로그

# 1
## ─ 투쟁-도피반응과 이완반응

한 명민한 의사가 시대를 개탄하고 있다:

"그러나 요즘 세상은 판이하게 다르다. 슬픔, 재난, 부조리가 내면의 고통을 초래한다 …… 불복종과 반발이 만연하다 …… 이른 아침부터 늦은 밤까지 악한 세력들이 갈등을 부추긴다 …… 이 모든 것들이 마음에 상처를 입혀, 현대인의 이성을 마비시키고 근육과 피부를 손상시킨다."

그의 관찰은 현대에 국한되는 것처럼 보이지만, 그런 통찰력을 지닌 사람은 4,600년 전 중국에도 존재했다. 인간은 늘 스트레스에 시달리며, 종종 '더 평화로웠던 시대'를 간절한 마음으로 되돌아본다. 그러나 복잡성과 추가적인 스트레스는 대代를 거듭할수록 우리의 삶에 추가된다. 지구상에 지속적으로 존재하는 문제점의 대부분은, 중국 의사가 세상을 한탄했을 때보다 훨씬 더 해답에서 멀어져 있다. 지난 46세기 동안의 기술, 특히 최근 한 세기 동안의 기술은 사람을 편안하게 해 주려고 발명되었지만, 되레 일상생활의 스트레스를 종종 가중시키는 것처럼 보인다.

## 스트레스의 희생자

'전쟁(또는 전운)이 매일 우리와 함께한다'는 현실에 적응하려고 노력하며, 우리가 지불하는 심리학적 대가psychological price은 얼마나 될까? 돌멩이를 가죽끈에 끼워 날려 대군을 물리친 목동 다윗 이후, 인류가 이 정도까지 무기를 발달시켰다고 마냥 자부심만을 느낄 수 있는 걸까? 아니, 우리는 모든 인간(아니, 거의 모든 생명체)을 전멸시킬 수 있는 현대의 핵무기에 알게 모르게 낙담하고 있는 건 아닐까?

우리 중 대부분은, 스스로 커다란 문제점을 해결하는 데 속수무책임을 잘 알고있다. 대신 우리가 선출한 지도자와 그들이 임명한 전문가들이 해법을 제시할 수 있을 거라는 막연한 희망만을 품고 있다. 게다가 우리의 일반적 관심사는 일상생활의 어려움과 관련되어 있다. 우리의 좌절감은 지구를 뒤흔드는 것과 무관한 문제점(예를 들어 복잡한 대도시에서 정시에 출근하기)을 해결할 수 없다는 데서 온다. 일상적인 삶의 요구는 (우리의 내면에 깊이 잠재한) 날로 증가하는 부정적 심리효과adverse psychological effect에서 벗어나는 것을 더욱 더 힘들게 만든다. 그것은 매일매일의 출퇴근이 됐든, 생활비의 상승이 됐든, 도시의 소음과 공해가 됐든, 실업이 됐든, 무작위 폭력random violence이 됐든 만족할 만한 균형점satisfactory equilibrium에 이르는 것을 방해함으로써, 우리를 스트레스의 희생자로 전락시킨다.

신속히 변화하는 세상은, 다른 많은 적응을 불가피하게 한다. 예컨대, 여성해방운동이 그토록 넓고 깊게 전개되기 전에, 사람들은 (오늘날의 사회에서 의문을 제기하고 종종 통렬히 비판하는) 일련의 암묵적 동의unspoken agreement하에서 결혼식을 치렀다. 오늘날 여성들은 상충하는 기대와 가정에 대응하여 자신의 역할과 생활방식을 재검토해야 한다. 나이 든 여성의 경우, 재교육과 재적응의 문제 때문에 골머리를 앓고 있다. 그와 마찬가지로, 남성들은 가족과 가정에 더 많은 책임을 지도록 요구하는 새로운 역할에 적응해야 한다. 그들은 여성을 새로운 시각으로 바라보도록 강요받음과 동시에 기존에 익숙해진 역할까지 위협받고 있다. 여성해방운동과 함께 일어나고 있는 가족구조의 변화는 사회적 변화와 밀접하게 연관되어 있다. 사회적 이동성social mobility*의 증가로 인해 핵가족이 일반화되었고, 여성들은 결혼의 테두리를 벗어나 자녀를 양육하며, 이혼한 남성들은 자녀 양육권을 분담한다. 남녀 모두 사회적 변화의 영향을 공유한다.

이러한 불안과 스트레스는 어떤 과정을 통해 우리에게 영향력을 행사하고 있을까? '현대 생활의 일부가 된 정신적 스트레스'의 존재는 수많은 책의 주제였으며, 그중 대부분은 '스트레스의 심리학psychology'에 집중해 왔다. 그러나 나는 약간 다른 관점에서 스트레스

---

\*     주소, 계층, 직업 등의 변동성.

를 다루려고 한다. 왜냐하면 나는 심리학뿐만 아니라 스트레스의 생리학physiology에도 관심이 있기 때문이다. 나는 이 책에서, '스트레스 상황에서 당신의 몸 안에서 일어나는 일'과 '스트레스가 당신의 건강을 생리적으로 결정하는 메커니즘'을 논의하려고 한다.

이러한 논의는 '정서적 반응'과 '고혈압, 심장마비heart attack, 뇌졸중stroke 등의 질병과 관련된 지출이 증가하는 정도' 간의 관계를 검토함으로써 이루어질 것이다. 그런 다음, 스트레스의 영향에 대처하는 방법을 다룰 예정이다. 즉, 간단한 심리기법psychological technique을 채택함으로써 당신의 신체적·정신적 복리가 얼마나 증진될 수 있는지를 증명할 것이다.

## 은폐된 유행병hidden epidemic

우리는 유행병의 한복판에 있다. 그것은 미국을 비롯한 산업국가에서 너무나 만연하고 있는 질병, 고혈압hypertension(정식 명칭은 high blood pressure)이다. 고혈압이 있는 사람은 죽상동맥경화증atherosclerosis(줄여서 동맥경화hardening of the artery), 심장마비, 뇌졸중에 취약하다. 이런 질병들은 심장과 뇌에 악영향을 미치며, 매년 미국에서 발생하는 사망의 50퍼센트 이상을 차지한다. 그러므로 15~33퍼센트의 성인이 크든 작든 고혈압을 앓고 있다는 현실은 결코 놀랄 일이 아니다.

고혈압은 본래 감염성이 없지만 매우 은밀하게 진행되는 경향이 있다. 이런 저런 징후를 동반하지 않고, 인체 내에서 서서히 발병하는 고혈압을 인지할 수 없는 경우가 다반사이기 때문이다.

고혈압은 발병하는 동안 이렇다 할 증상을 보이지 않는다. 하지만 매일 예고 없이 우리를 찾아와 친구와 사랑하는 사람들의 수명을 수십 년 단축시킨다. 미국 정부가 신중히 작성한 인구동태통계vital statistics에 따르면, '일 분당 두 명의 미국인'이 고혈압에서 비롯된 질병으로 목숨을 잃는다.

다시 말해 매년 발생하는 200만 명의 사망자 중 약 100만 명이 고혈압 때문에 목숨을 잃는다는 것이다. 이런 통계수치를 당신의 개인적 경험으로 치환하면, 어떤 친구는 어린 자녀를 남겨놓고 세상을 떠나며, 어떤 아버지는 여유로운 노후생활을 즐기지 못하고 세상을 하직하게 된다. 지금까지 이런 피해를 경험하지 않았다면, 당신은 매우 운 좋은 사람이다.

현저히 증가한 고혈압, 심장마비, 뇌졸중은 점점 더 많은 사람에게 영향을 끼칠 뿐 아니라, 젊은 사람들에게 지속적으로 마수를 뻗치고 있다.

미국의 저명한 심장학자인 고故 새뮤얼 A. 레빈 박사는 1963년, "내가 다년간 치료한 가족 중에서, 아들이 심장마비를 경험한 나이는 아버지(가 심장마비를 경험했던 나이)보다 평균 13년 빨랐다"고 지적했다. 오늘날 수많은 심장학자들이 그런 유의미한 변화를 관찰하고 있다.

5~10년 전만 해도, 30대의 뇌졸중이나 심장마비 환자를 보는 일이 비교적 드문 사건이었다. 그러나 오늘날, 의료계에 갓 진출한 인턴과 레지던트들은 30대의 심장마비 환자를 흔한 사례로 여기고있다.

고혈압의 유병률prevalence이 신속히 증가하고, 그와 맞물려 주로 서구사회에서 심장마비와 뇌졸중이 증가하는 원인을 설명하는 이론들은 차고 넘친다. 전통적인 설명은 (1) 부적절한 식생활, (2) 운동부족, (3) 가족력family history에 주안점을 뒀다. 그러나 종종 간과되는 또 하나의 요인이 있으니, 바로 환경 스트레스environmental stress다. 환경 스트레스가 고혈압, 심장마비, 뇌졸중의 중요한 발병요인이라는 인식이 점차 힘을 얻고 있지만, 이에 대한 이해는 여전히 부족하다.

네 가지 요인 공히 나름 발병에 기여하지만, 각 요인 간 '상대적 중요성'은 아직 결정되지 않았다.

의사들은 다년간 '스트레스가 큰 피해를 입힌다'는 점을 인정해 왔다. '우리가 사는 고도의 경쟁적·강박적인 사회'와 '심장병에 영향을 끼치는 정신적 스트레스' 간의 상관관계를 이해하기는 어렵지 않다. 예컨대 우리는 "흥분하지 마라. 괜히 혈압만 높아진다"는 경고를 흔히 듣는다. 오히려 문제는 '스트레스를 어떻게 정량화定量化할 것인가'다. 스트레스가 인체에 주는 영향을 어떻게 객관적으로 측정할 것인가? 의학은 최근 심층적으로 파고들어, '심리학적 추론'을 탈피하여 '확고하고 측정 가능한 생리적 데이터'에 주목하고 있다.

나는 이 책에서, '스트레스를 초래하는 심리적 사건'과 '건강에 영향을 주는 생리적 변화' 간의 관계를 집중적으로 다룰 예정이다. 전통적으로 심리학과 의학은 상이한 연구방법론 때문에 오랫동안 격리되어 왔다.

이러한 이분법적 상황에서, 대부분의 의사는 '심리

적 성격이 강한 스트레스(주지하는 바와 같이, 스트레스는 '개인적 행동'과 '환경적 사건'에 따라 달라진다)'와 '인체의 기능 및 관련질환' 간의 관계를 백안시했다.

의사들은 대부분 스트레스가 건강에 영향을 미친다는 데 동의하지만, 스트레스에 대한 심리학적·비의학적 문헌에는 익숙하지 않다. 주로 신체적 징후와 증상에 관심을 가진 의사들은 스트레스를 처방약prescription drug으로 치료하며, 특이적 질병이 존재하지 않을 경우에는 안심시키기reassurance와 상담counseling으로 치료한다. 그들은 문제의 심리적 근원을 파헤치기보다, 십중팔구 소위 신경안정제tranquilizing drug를 처방한다. 그와 대조적으로, 대부분의 정신과 의사와 심리학자들은 기질적 질병 상태organic disease state를 직접 치료하지 않으며, 그들의 주요 관심사는 감정, 생각, 성격이다. 정신과 의사들도 알약을 처방할 수는 있지만, 그들의 치료는 본질적으로 정신psyche을 지향한다. 만약 신체적 증상이 명확하다면 환자를 내과 의사에게 보내는 것으로 무마하는데, 이 경우 전문가들 간의 상호작용은 거의 기대할 수 없다.

그러나 이 같은 전통적 장벽은 서서히 무너져가고

있다. 하지만 갈 길은 아직 멀다. 대부분의 내과 의사들은 구체적 데이터가 부족하다는 이유를 들어 정신신체적psychosomatic/psychophysical 진단 및 치료를 불신하고 있는 실정이다. 그런데도 정신신체의학psychosomatic medicine(심리적 사건에 의해 초래되거나 좌우되는 질병의 연구 및 치료)은 전문 의학 분야로 자리매김하여, 범위가 신속히 확장되고 있다.

## 투쟁-도피반응fight-or-flight response

현대 서구사회의 특징은 '고용 불안정', '과중한 업무 때문에 지킬 수 없는 마감시한', '한때 결속력이 있었지만 지금은 부적절한 사회규범'이다. 그런 사회에서 생활하면 스트레스가 증가하여 오늘날 만연하고 있으며, 앞으로 더 만연할 가능성이 높은 황폐성 질병*(예를 들어 고혈압)으로 이어지게 된다. 우리는 일상생활에서 직면하는 스트레스에 너무나 익숙하지만, 그런 스트

---

\*     사람의 심신을 황폐화하는 질병.

레스가 초래하는 심리적·생리적 결과에 대해서는 아는
게 거의 없다.

다른 동물들과 마찬가지로 인간도 급만성 스트레
스 상황에 직면하면 예측 가능한 방식으로 반응한다.
그것을 흔히 "투쟁-도피반응"이라고 하는데, 지난 수백
만 년 동안 인간 생리 구조의 일부였던 것으로 보인다.

적응행동adaptive behavior을 요구하는 상황에 직면
했을 때 그런 불수의적 반응involuntary response이 혈압,
심박수, 호흡률, 근육의 혈류량, 대사율을 증가시켜, 우
리로 하여금 투쟁이나 도피에 대비하게 한다.

이런 선천적 투쟁-도피반응의 사례는 동물에게서
쉽게 찾아 볼 수 있다. 놀란 고양이는 몸이 활처럼 휘고
털이 곤두선 채 덤벼들거나 도망칠 준비를 하고, 몹시
화난 개는 동공이 확장된 채 적을 바라보며 으르렁거리
며, 아프리카 가젤은 포식자로부터 줄행랑을 친다.

이 모든 것이 투쟁-도피반응의 활성화에 따른 행동
이다. 우리는 데카르트적 관점Cartesian terms에 입각하여
인간을 '본질적으로 합리적인 존재'로 간주한 나머지, (투
쟁-도피반응의 성공적 활용이 생사를 가르는 문제였던) 인류의 기
원과 다윈적 생존 경쟁을 망각하는 경향이 있다.

투쟁-도피반응이 가장 발달한 인류의 조상은 오랫동안 살아남아 자손을 낳을 가능성이 높았고, 자연선택은 반응의 지속성을 유도했다. 자손들이 수백만 년 동안 투쟁-도피반응을 발달시킴에 따라, 현대인은 분명 확실히 투쟁-도피반응을 보유하게 되었다.

사실, 혈압, 호흡률, 근육 혈류량, 대사율, 심박수의 증가로 나타나는 투쟁-도피반응은 인간에게서 이미 측정되었다. 적응행동을 요구하는 상황이 이러한 반응을 이끌어낸다. 예컨대 시합을 앞둔 운동선수들 사이에서 투쟁-도피반응이 관찰된다. 그러나 그 반응은 의도된 대로, 다시 말해 적으로부터 도피하거나 투쟁하는 데 사용되지 않는다. 오늘날 투쟁-도피반응은 종종 적응행동을 요구하는 상황에 의해 유도되지만, 대부분의 경우 적절히 사용되지 않는다. 따라서 반복적으로 유도되는 투쟁-도피반응은 궁극적으로 심장마비와 뇌졸중으로 귀결될 수 있다.

만약 새로운 상황에 지속적으로 적응할 필요성이 유해한 투쟁-도피반응을 유도한다면, 그리고 우리가 그런 반응을 촉발하는 스트레스적 사건 속에서 계속 생활한다면, '필연적으로 초래될 위험한 결과를 억제하는 방법이 있는지' 여부를 확인하는 것은 당연하다. 이런 추론방식을 한 단계 더 진행시켜 보자. 만약 투쟁-도피반응이 동물과 인간 속에 존재한다면, 그와 상반된 선천적 생리반응도 존재할까? 그 답변은 '그렇다'다. 우리 모두는 과도한 스트레스overstress에 대항하는 선천적이고 자연적인 방어 메커니즘protection mechanism을 보유하고 있으며, 그것이 유해한 신체효과를 차단함으로써 투쟁-도피반응의 효과를 상쇄한다. 이 반응은, 심박수, 대사율, 호흡률을 감소시키는 신체변화를 유도함으로써, 인체를 건강한 균형상태로 되돌린다. 이것이 바로 이완반응이다.

나는 이 책에서 먼저, 심장마비와 뇌졸중이 고혈압의 '은밀한 메커니즘'을 경유하여 종종 탐지되지 않고 발병하는 과정을 설명할 것이다. 고혈압이 투쟁-도피반응의 부적절한 유도를 통해 스트레스와 관련되는 과정을 기술할 것이다.

그러나 나의 주요 목적은 이완반응을 논의하는 것이다. '어려운 상황에 대처하는 인간의 능력'과 '고혈압 및 그와 관련된 흔한 질병인 심장마비, 뇌졸중의 예방과 치료'에 이완반응이 심오한 영향력을 행사하기 때문이다. 이완반응은 종교적 가르침의 맥락에 늘 존재해 왔다. 동양의 문화권에서 가장 널리 사용되어 왔으며 일상생활의 필수적인 부분이었다. 그러나 이완반응의 생리학은 근래에 들어와서야 정의되었다. 나중에 설명하겠지만, 종교에서 행하는 기도와 그 밖의 정신적 기법mental technique은 신체에 '측정 및 정의가 가능한 생리 효과'를 미친다. 나는 동서양에서 수집한 문헌을 분석하여 간단한 '이완반응 유도 방법'을 고안해냈으며, 우리가 일상생활에서 그것을 사용하는 방법을 설명할 것이다.

단도직입적으로 말해서 만약 네 가지 필수요소로 구성된 간단한 지시사항을 따른다면, 누구나 이완반응을 지극히 간단하게 유도할 수 있다. (1) 조용한 환경quiet environment, (2) 정신적 장치mental device(이를테면 특정한 방식으로 반복되는 단어나 구절), (3) 수용적 태도passive attitude, (4) 편안한 자세comfortable position. 이상의 네 가지 요소들을 하루에 한두 번씩 적절히 실천한다면(특히 세 번째 요소가 가장 중요한 듯하다), 당신의 웰빙well-being은 현저하게 향상될 것이다.

# 2
—————— **고혈압에 관한 기본상식**

　당신이 공장을 소유하고 있는데, 어떤 회사의 영업사원이 당신에게 전화를 걸어 "필수적인 원료를 공장의 모든 지점으로 정확히 운반하는 '기적의 기계'를 판매합니다"라고 말한다면, 당신은 그에게 몇 분의 시간을 할애할 것이다. 그러나 그 뒤에 "이 기계는 70년간 지속적으로 사용할 수 있도록 설계되었으며, 25억 번 이상의 펌프질을 통해 4,000만~8,000만 갤런(1억 5천~3억 리터)의 필수연료를 순환시킴으로써 당신의 공장을 전천후 가동시킬 겁니다"라는 설명이 이어지면 "그런 환상적인 기계가 정말 존재할까?"라며 의심을 품기 시작할 것이다.

그러나 전 세계에 살고있는 모든 남성과 여성들은 그런 기계를 보유하고 있는데, 그게 바로 인간의 심장이다. 그리고 심장에서 발생하는 압력을 혈압이라고 한다. 다른 모든 기계들과 마찬가지로, 심장 역시 아무리 탁월해도 본질적인 결함에서 벗어날 수 없다. 심장이 너무 강력하게 고동칠 때 나타나는 고혈압이 바로 그런 결함이다. 고혈압은 현대사회에 만연하고 있으며, 2,300만~4,400만 명의 미국인들에게 영향을 미치고 있다.*

그러나 통계수치가 '고혈압의 원인'과 '고혈압이 심장마비와 뇌졸중을 초래하는 메커니즘'을 설명해 주는 것은 아니다. 나는 먼저 몇 가지 기본적인 생물학적·의학적 원리를 설명함으로써, 당신이 그런 사건들을 이해하는 데 필요한 배경지식을 제공하려고 한다.

---

\* 미국 질병통제예방본부(CDC)의 최신자료에 따르면, 오늘날 미국에서 7,500만 명의 성인(29퍼센트)이 고혈압을 앓고 있다고 한다. 쉽게 말해 세 명당 한 명 꼴로 고혈압 환자라는 이야기가 된다.

## 필수적인 기능들

고혈압은 매우 위험한데, 그 이유는 (흔히 동맥경화라 부르는) 죽상동맥경화증의 발병 위험을 증가시키기 때문이다. 동맥경화라는 별명은 탁월한 선택이라고 할 수 있다. 죽상동맥경화증은 핏덩이bood clot, 지방, 칼슘이 동맥 내벽에 축적된 것을 말하는데, 평소에 부드럽고 탄력 있고 개방돼 있던 동맥을 딱딱하고 비탄력적이고 (부분적 혹은 전체적으로) 폐쇄된 상태로 만든다(그림 1 참조). 이 같은 폐쇄상태는 심각한 결과를 초래한다. 그러나 죽상동맥경화증을 논의하기 전에, 인체의 기능수행 메커니즘에 대한 몇 가지 기본 원리들을 이해해야 한다.

동맥이 인체에서 수행하는 핵심 기능은, 혈액을 펌프(심장)에서 수많은 기능적 단위(세포)로 운반하는 것이다. 동일한 기능을 수행하는 세포들로 구성된 전문 집단specialized group을 조직tissue이라고 하며, 동일한 기능을 수행하는 조직으로 구성된 전문 집단을 기관organ이라고 한다. 예컨대 심장은 근육을 비롯한 여러 가지 유형의 조직으로 이루어진 기관이며, 심장의 기능은 혈액을 펌프질하는 것이다. 혈액은 조직의 일종으로, 동맥과 다른 혈관에 의해 운반된다. 혈액 속에는 조직을

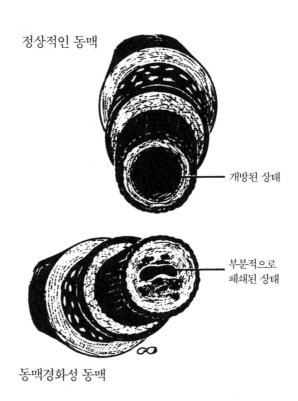

정상적인 동맥

개방된 상태

부분적으로
폐쇄된 상태

동맥경화성 동맥

그림 1

폐쇄되지 않은 정상적인 동맥과, 부분적으로 폐쇄된
동맥경화성 동맥.

살리는 데 필요한 식량과 필수 요소(필수적인 산소는 물론, 소화된 단백질, 탄수화물, 지방, 기타 필수 영양소)가 들어 있다. 모든 세포들은 산소를 이용하여 영양소를 서서히 태워, 가용 에너지를 추출하고 생명을 유지한다.

진화 과정 초기의 생물들은 대부분 하나의 세포로 이루어진 단세포생물이었고, 오늘날 우리가 바다라고 부르는 곳에 살았다. 그런 생물들이 생존하기 위해 영양소를 섭취하는 과정은 간단했다. 그들은 주위의 바다에서 영양소를 섭취했으며, 그 노폐물을 확산diffusion이라는 단순한 경로를 통해 바다라는 '거대한 저장소reservoir'로 배출했다(그림 2 참조). 생물의 형태가 다세포로 되면서 더욱 복잡해지자, 세포들은 직접적인 영양원source of nutrient에서 배제되었다. 세포들은 다른 세포들에 둘러싸였고, 영양소와 노폐물이 더는 확산을 통해 세포를 드나들 수 없게 되었다. 그러자 바다라는 환경을 신체의 개별 세포에 도입하기 위해 순환circulation이 필요해졌다(그림 3 참조).

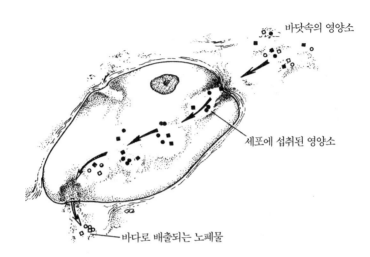

바닷속의 영양소

세포에 섭취된 영양소

바다로 배출되는 노폐물

그림 2

바다에 둘러싸인 단세포.

우리의 혈액은 그런 가상적 바다hypothetical sea의 일부다. 혈액이 순환하여 '소화기관(예를 들어 소장小腸) 속의 음식물 입자'와 '폐 속의 산소'를 세포로 운반한다. 노폐물을 제거하기 위해 특별한 기관(예를 들어 신장)이 발달했는데, 그 이유는 혈액 속에 축적된 노폐물이 더는 확산을 통해 바다로 직접 배출될 수 없기 때문이다. 이런 순환계circulatory system에서, 동맥은 심장에서 조직으로 영양소를 운반하는 반면, 정맥은 혈액을 심장과 폐로 되돌려보낸다. 동맥과 정맥을 연결하는 미세한 혈관을 모세혈관capillary이라고 한다(그림 3 참조). 모세혈관은 매우 얇은 벽으로 둘러싸여 있는데, 혈액과 세포는 이 얇은 벽을 통해 영양소와 노폐물을 교환한다(그림 4 참조). 모세혈관과 순환계의 나머지는 "바닷물"을 세포에 전달함으로써 생명이 유지되도록 해준다.

혈관 내부의 추진력propelling force(안에서 밖으로 미는 힘)을 혈압이라고 하는데, 이것은 측정이 가능하며 숫자로 기술記述될 수 있다. 조직이 충분한 혈액을 공급받으려면, 혈압이 (비율로 정의되는) 정상범위normal limit 내에서 유지되어야 한다. 정상혈압을 결정하기 위해, 연구자들은 인구집단의 혈압을 측정하여 '90퍼센트 이상

2 ― 고혈압에 관한 기본상식

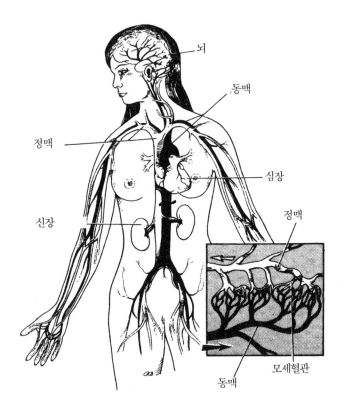

그림 3

순환계를 나타낸 다이어그램.
혈관(동맥과 정맥)과 뇌, 심장, 신장과 같은 기관들을 보여주는 순환계의 다이어그램. 오른쪽 아래 정사각형은 미세한 혈관을 보여주는데, 그것이 동맥을 정맥에 연결해 주는 모세혈관이다.

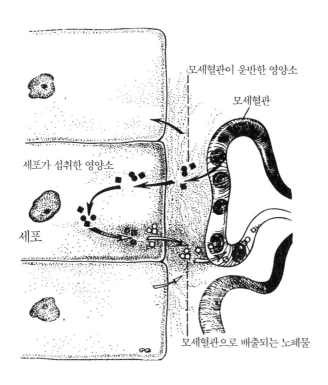

그림에서 나온 글자:
모세혈관이 운반한 영양소
모세혈관
세포가 섭취한 영양소
세포
모세혈관으로 배출되는 노폐물

그림 4

다른 세포들에 둘러싸인 인체 내의 세포.
그림에 나온 세포는 순환계의 작은 혈관(모세혈관)을 통해 영양소를 공급받
고 노폐물을 배출한다.

2 — 고혈압에 관한 기본상식

의 사람들이 속하는 범위'를 정상이라고 임의로 정의했다. 그리고 그 범위를 벗어나는 혈압은 "비정상적으로 높거나 낮다"고 정의했다.

만약 혈압이 극단적으로 낮으면 심장이 효율적인 펌프질을 하지 못하므로, 조직은 충분한 혈액과 영양소를 공급받지 못해 쇼크 상태에 빠지게 된다. 10~15년 전만 해도 저혈압은 그 자체로 나쁜 것으로 간주되었다. 예컨대 많은 젊은 여성들은 혈압이 낮다는 이유로 "허약 및 피로 증상을 경험한다"고 간주되어, 혈압을 '임의로 정의된 수준'까지 높이기 위해 약물을 투여받았다. 그러나 오늘날에는 "현저한 현기증이나 실신과 같은 부정적 증상만 없다면, 혈압은 낮을수록 좋다"는 견해가 힘을 얻고 있다. 왜냐하면 혈압이 낮으면 궁극적인 동맥경화에서 보호받을 수 있기 때문이다.

동맥경화의 발병 위험은 혈압과 직접적으로 관련되어 있다. 혈압이 높은 사람은 동맥경화의 위험이 높으며, 혈압이 높아질수록 동맥경화의 위험은 증가한다. 동맥경화에 한정해 말한다면, 혈압은 낮으면 낮을수록 좋다. 그러나 임의적인 범위가 확립되었음에도 불구하고 정상혈압을 정의하기는 어렵다.

정상혈압이라는 개념의 복잡성을 가중시키는 것은. 혈압이 하루 종일 오르락내리락 한다는 것이다. 사실, 혈압은 극단적으로 유동하는 생리지표physiological index다. 따라서 활발히 운동하거나 감정적으로 흥분했을 때의 혈압은 조용히 휴식을 취하거나 수면을 취할 때보다 높다. 그러나 하루 중 대부분의 기간 동안 혈압이 정상범위를 벗어나 있다면, 당신은 고혈압을 가진 것으로 간주된다. 이처럼 지속적인 고혈압은 동맥경화와 관련 질환(심장마비, 뇌졸중)의 위험을 증가시킨다.

병원을 방문하는 사람들은 대부분의 경우 혈압을 측정받는다. 의사는 팔 안에 있는 동맥 내부의 혈압을 측정한다. 당신의 팔에 커프cuff를 두른 다음, 벌브bulb를 눌러 커프를 점점 더 꽉 조인다(그림 5 참조). 커프 안에는 고무 같은 물질로 구성된 '막힌 주머니'가 들어있는데, 공기가 주입될수록 부풀어 오른다. 벌브를 누르면 공기가 주머니 안으로 주입되어 지속적으로 압력이 증가하다가, 마침내 그 밑에 있는 동맥을 차단한다(그림 5a 참조). 그러면 의사는 벌브 누르기를 중단하고, 소리를 듣기 위해 동맥 위에 청진기를 갖다댄다. 공기가 주머니 밖으로 점차 누출되면, 그에 따라 주머니의 압력도 서서히 감소한다. 주머니의 압력이 동맥혈압 아래로 떨어지면, 소량의 혈액이 동맥을 통과하게 된다(그림 5b 참조). 혈액의 이동이 시작되면(이것을 와류turbulent squirt라고 한다) 소리가 나는데, 첫 번째 소리가 나는 시간이 당신의 최고혈압, 즉 수축기혈압systolic blood pressure으로 기록된다. 와류로 인한 소리는 커프가 동맥을 압박하는 동안 계속된다(그림 5c 참조). 커프가 동맥의 혈류를 더는 제한하지 않을 때, 그 소리는 완전히 사라진다(그림 5d 참조). 소리가 사라지거나 변화하는 시점의 혈압은 이완기혈압diastolic blood pressuire, 즉 최저혈압으로 간주된다.

정상적인 혈류는 건강한 내적환경internal milieu을 유지하는 데 필수적이다. 비정상적인 혈류로 인해 영양소를 박탈당한 세포, 조직, 기관은 괴사한다. 예컨대 산소가 없는 세포는 생존할 수가 없는데, 그 이유는 세포가 정상적인 기능을 수행하고 에너지를 사용하려면(이를 대사metabolism라고 한다) 산소가 필요하기 때문이다. 심장에 산소 및 영양소를 공급하는 동맥(즉, 관상동맥 coronary artery)이 막힌 사람은 심장세포가 괴사하는데, 이것을 심장마비(또는 관상동맥질환coronary disease의 일종인

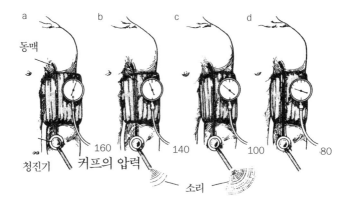

그림 5

혈압을 측정하는 과정을 나타낸 다이어그램.

　a. 커프의 압력이 160이면 매우 높으므로, 그 밑의 동맥이 차단되어 청
　　진기를 통해 아무런 소리도 들을 수 없다.

　b. 커프의 압력이 140까지 감소하면, 동맥을 통한 와류가 발생하여 소리
　　가 들린다.

　c. 커프의 압력이 100으로 감소하면, 부분적으로 수축된 동맥에서 아직
　　와류가 발생하므로 소리는 여전히 들린다.

　d. 커프의 압력이 80으로 떨어지면 동맥이 수축되지 않으므로, 혈류가
　　동맥을 자유로이 통과하여 소리가 사라지거나 변화한다. 그림에 나온
　　피검자의 최고혈압(수축기혈압)은 140, 최저혈압(이완기혈압)은 80
　　이다.

심근경색myocardial infarction)라고 한다(그림 6 참조).

뇌졸중도 심장마비와 거의 같은 방식으로 일어날 수 있다. 만약 뇌와 연결된 동맥이 막히면, (정상적인 대사와 기능에 필요한) 산소와 영양소가 뇌에 충분히 공급되지 않으므로 뇌조직이 괴사한다. 죽상동맥경화증이 동맥에 축적되어 궁극적으로 동맥을 막으면, 사망, 심장병, 뇌졸중의 주요 원인이 된다.

죽상동맥경화증의 발병 메커니즘을 설명하는 이론은 많다. 하지만 그런 이론들과 무관하게 '고혈압과 동맥경화 간의 직접적인 관계'는 잘 확립되어 있다. 1948년 미국 공중 보건국United States Public Health Service의 후원과 토머스 R. 도버 & 윌리엄 B. 캐널의 지휘하에 시작된 프래밍엄 심장 연구Framingham Heart Study는, '고혈압과 그밖의 요인들이 동맥경화의 발병 과정에서 얼마나 중요한지'를 밝혀낸 최초의 대규모 연구 중 하나다. 그들은 지역의 의사와 시민단체의 허락을 받아, 매사추세츠주 프래밍엄 주민들에게 협조를 요청했다. 그 뒤 동의한 참가자들을 대상으로 완벽한 병력medical history을 수집하고 신체검사를 시행했다. 동맥경화로 인해 심장병을 앓는 사람들은 모두 연구에서 배제되었는데, 동맥경화성 심장병에는 심장마비(또는 심근경색)가 포함되었다. 그런 질병에 걸리지 않은 나머지 주민들은 일련의 검사에 회부되었다: 혈압 측정, 신장, 체중, 흡연여부, 식생활 검사, 가족력 조사, 혈액과 소변을 이용한 다양한 검사를 했다.

다음으로, 연구진은 참가자들에게 '평상시처럼 생활하되 2년마다 한 번씩 돌아와 정기검사를 받으라'고 말했다. 정기검사 결과는 예상을 벗어나지 않았다. 시간이 흘러감에 따라 처음에 동맥경화성 심장병을 앓지 않았던 사람들은 그 질병에 걸렸고, 시간이 더욱 흘러감에 따라 환자의 수는 증가했다.

어느 시점이 되자, '심장병에 걸린 사람'과 '그렇지 않은 사람'을 비교할 수 있게 되었다. 동맥경화성 심장병에 걸릴 위험을 증가시킨 요인이 뭐였을까? 가족력, 흡연, 비만 등의 요인들이 등장했지만, 그중에서 가장 중요한 것은 '혈압'과 '혈중 콜레스테롤 농도'의 상승이었다. 그렇다면 자연스러운 의문은 "그런 위험요인 중 하나 이상을 보유하고 있다면, 어떻게 대처해야 하나?"라는 것이었다.

2 ― 고혈압에 관한 기본상식

## 콜레스테롤을 둘러싼 의문

지방의 일종인 콜레스테롤은 '동맥경화성 심장병 예방'에 관한 비의학적 논의nonmedical discussion에서 종종 언급되는 위험 요인이다. 콜레스테롤은 세포가 생명을 유지하기 위해 필요로 하는 수많은 식품 함유 물질food substance 중 하나다. 콜레스테롤의 정상 범위는 혈압과 매우 비슷한 방법으로 정의되었다. 즉, 당신의 혈중 콜레스테롤 수준이 '대부분의 사람'보다 높다면, 당신은 고콜레스테롤혈증hypercholesterolemia으로 간주된다. 통계에 따르면, 콜레스테롤 수준이 낮을수록 동맥경화에 걸릴 위험은 낮아진다. 그와 마찬가지로, 콜레스테롤 수준이 높아질수록 동맥경화에 걸릴 위험은 커진다.

콜레스테롤이 동맥을 드나드는 것은 정상적인 과정이다. 이 식품 함유 물질은 동맥을 통과하며, 동맥 자체에 영양소를 공급한다. 콜레스테롤 수준이 높다면, '동맥으로 유입되는 양'이 '동맥에서 유출되는 양'보다 더 많다는 것을 의미한다. 동맥경화는 부분적으로 '동맥 내에 지방과 핏덩이가 축적되는 것'을 말하며, 콜레스테롤은 그런 지방 중 하나이므로, 고콜레스테롤혈증은 동맥경화 발병의 토대가 된다.

그러나 고혈압은 그런 위험(고콜레스테롤혈증으로 인한 동맥경화 발병의 위험)을 복잡하게 만든다. 동맥 내부의 고혈압은 고콜레스테롤혈증과 합세하여, 더 많은 콜레스테롤을 동맥 내벽에 축적시킨다. 고콜레스테롤혈증을 앓는 사람이라도 혈압이 낮다면, 동맥경화의 위험은 비교적 낮아진다. 유전형질과 달리 혈압과 콜레스테롤 수준은 부분적으로 변화할 수 있으므로, 동맥경화와 싸우려는 노력 중 상당 부분은 콜레스테롤 수준을 낮추는 데 할애되어 왔다.

그리하여 식이요법이 중요하게 되었다. 예컨대 의사들은 달걀과 같은 식품을 회피하라고 조언했는데, 그 이유는 노른자에 고농도의 콜레스테롤이 들어 있기 때문이라는 거였다. 또한 의사들은 기름진 스테이크를 삼가라고 조언했는데, 그 이유는 포화지방saturated fat(통상적으로 동물성 지방)이 많아 콜레스테롤 수준을 높일 수 있다는 거였다. 버터와 풍성한 디저트도 비교적 높은 수준의 콜레스테롤이나 포화지방을 함유하고 있다. 포화지방 섭취를 줄이기 위해, 다가불포화지방polyunsaturated fat(통상적으로 식물성 지방)이 식단에 첨

가되었다. 소프트 마가린이 그 일례로, "식단을 바꿈으로써 콜레스테롤 섭취량을 줄일 수 있다면, 동맥경화, 관상동맥질환, 뇌졸중 위험을 줄일 수 있다"고 가정되었다.

식이요법의 근거는 나름 타당하며, 많은 연구의 뒷받침을 받고있다. 동맥경화의 기원에 관한 수많은 연구에서, 콜레스테롤 수준이 높은 사람은 콜레스테롤 수준이 낮은 사람보다 동맥경화와 동맥경화성 심장병 위험이 높으며, 이러한 현상은 식생활과 관련된 것으로 증명되었다. 그러나 사실, 혈중 콜레스테롤 수준은 식사에 의해서만 결정되는 게 아니다. 고혈압의 소인素因을 부모에게서 물려받을 수 있는 것과 마찬가지로, 고콜레스테롤혈증이나 저콜레스테롤혈증은 부모에게서 물려받을 수 있다. 기초적인 콜레스테롤 수준이 높은 사람들은 철저하고 통제된 식단을 아무리 엄격하게 고수하더라도 다른 사람보다 비교적 높은 콜레스테롤 수준으로 귀결될 수 있다. '콜레스테롤 수준을 통제하는 데 있어서 식이요법의 중요성'은 아직도 의학적 논쟁에 휩싸여 있으며, 일부 연구 결과는 열렬한 식이요법 옹호자들에게 그늘을 드리우고 있다.*

그 일례로 미국재향군인회United States Veterans Administration의 후원을 받아 수행된 연구를 들 수 있다. 연구진은 두 그룹의 남성 재향군인들을 대상으로, 한 그룹에는 미국인이 흔히 먹는 기름진 식단을 제공하고, 다른 그룹에게는 (기름기 많은 고기와 유제품에서 발견되는) 포화지방을 불포화지방으로 대체한 식단을 제공했다. 그로부터 5년 후, 연구진은 동맥경화성 심장병의 발병률 차이를 확인하기 위해 두 그룹을 비교·분석했다.

연구진은 두 그룹 사이의 차이를 실제로 발견했으며, 그 방향도 예상했던 그대로였다. 그도 그럴 것이, 저지방식을 섭취한 그룹에서는 동맥경화성 질환(예: 심장마비, 뇌졸중)과 같은 합병증들이 더 많이 발생한 것으로 나타났기 때문이다. 그러나 모든 요인으로 인한 사망률은 뜻밖에도 '저지방식을 섭취한 사람들'이 '풍성한 고지방식을 섭취한 사람들'보다 높은 것으로 나타났다. 그런 차이가 필연인지 아니면 단순한 우연인지는

---

\* 달걀은 콜레스테롤을 높인다고 낙인 찍힌 대표적 식품이다. 최근 여러 연구에서, 달걀 섭취와 혈중 콜레스테롤 수치, 심혈관질환 발병위험 사이에는 관련성이 없는 것으로 드러났다. https://m.post.naver.com/viewer/postView.nhn?volumeNo=4764929&memberNo=22313680

아직 알 수 없다.

새로운 의약품이 개발됨에 따라 이전과는 다른 치료법이 사용되고 있다. 그 내용인즉, 기름기 많은 식품 함유 물질이 혈액 내에 생화학적으로 축적되는 것을 막음으로써 혈중 콜레스테롤 수준을 낮추는 것이다. 그런 의약품들은 효과적으로 작용하며, 콜레스테롤 수준이 높은 사람들을 심장병으로부터 보호할 수 있다는 증거가 충분하다. 그런 의약품을 복용하면 콜레스테롤 수준이 10~15퍼센트 감소한다*는 증거가 발표되어 있으므로, 동맥경화의 발병 위험을 유의미하게 낮출 것으로 보인다. 그러나 당신의 콜레스테롤 수준이 비교적 정상이라면, 그런 의약품으로 인한 '부작용'이 '혜택'을 훨씬 상회할 수 있다.

식생활과 '동맥경화 예방'의 진정한 관계는 아직 밝혀지지 않았다. 그러므로 결정적인 결과가 나올 때까지 중용의 도리를 지키는 수밖에 없다. 콜레스테롤 수준이 높은 사람의 경우, 혈중 콜레스테롤 수준을 낮추

---

*  오늘날에는 나쁜 콜레스테롤(LDL 콜레스테롤) 수치를 최대 60퍼센트까지 떨어뜨리는 약물이 개발되어 있다.

기 위해 식생활을 바꿔야 한다는 데는 이견이 없다. 그러나 그렇다고 해서, 평소에 통상적인 수준의 콜레스테롤을 섭취하는 사람들까지 식단을 바꿔야 한다는 것은 아니다. 많은 내과의사들의 생각은 "만약 저지방식으로 바꿔 효과를 거두려면, 그런 식생활 개선을 일찌감치 실천하여 평생 습관으로 유지해야 한다"는 것이다.


## 증상 없는 질병

콜레스테롤 이야기는 이 정도로 해두고, 고혈압 이야기로 다시 돌아가자. 고혈압이 위험한 것은, 동맥경화를 초래할 뿐 아니라 혈관을 파열시킬 수도 있기 때문이다. 또한 고혈압은 심장으로 하여금 혈액을 더욱 강력하게 뿜어내게 하기 때문에, 심장의 부담을 가중시킬 수 있다. 과격한 운동을 하는 근육이 다 그렇듯, 혈액을 강력하게 뿜어내는 심장은 과도하게 긴장하여 확장될 수 있다. 역도선수의 근육이 우람하게 되는 이유는, 바벨을 들어올리기 때문이다. 그러므로 혈액을 강력하게 뿜어나는 심장근육도 크기나 부피가 증가하게 된다. 이는 소위 고혈압성 심장병hypertensive heart disease으로 귀결되는데, 이것을 다른 말로 심장비대enlarged heart라고도 한다(그림 6 참고).

통상적으로 고혈압은 수년 동안 아무런 증상을 동반하지 않으며, 단순히 혈압 측정치가 증가할 뿐이다. 고혈압의 교활함은, 외견상 멀쩡해 보이다가 영구적인 심장 또는 뇌 손상, 최악의 경우 돌연사로 귀결되는 데 있다. 심장이나 뇌 조직이 괴사하는 직접적 원인은 혈관파열이나 심장비대이며, 간접적 원인은 동맥경화다.

고혈압이 동맥경화를 초래할 때, 고혈압이 통상적으로 겨냥하는 표적은 세 가지 기관인 심장, 뇌, 신장 중 하나 이상이다. 제일 먼저, 심장에 대해 생각해 보자. 심장은 운동하는 기관인데, 고혈압은 방금 언급한 바와 같이 심장에 더 많은 운동을 요구하므로(혈액을 더욱 강력하게 뿜어내게 하므로), 심근섬유가 커져 심장이 비대하게 된다. 이러한 과정은 반복되는 악순환을 통해, 느리지만 꾸준하게 진행된다. 비대해진 심장이 혈액을 내뿜을 때, 심장은 증가한 요구량을 유지하기 위해 '관상동맥을 경유한 혈류'를 더 많이 요구한다. 다음으로, 비대해진 심장은 영양소 수요가 충족되지 않으므로, 심장마비

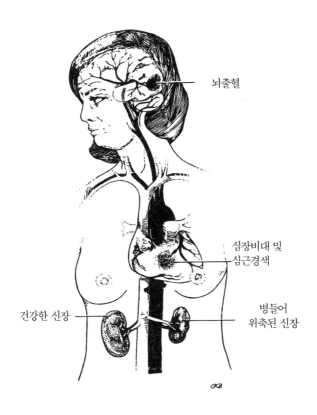

뇌출혈

심장비대 및
심근경색

건강한 신장

병들어
위축된 신장

그림 6

고혈압으로 인해 심장이 비대해진 환자를 보여주는 다이어그램.
이 다이어그램은 고혈압의 다른 결과도 보여준다. 심근경색(심장마비),
뇌출혈, 병들어 위축된 신장.

2 ― 고혈압에 관한 기본상식

를 통한 심근세포 괴사의 가능성이 커진다. 그런데 비대해진 심장이 충분한 영양소를 공급받지 못하는 이유가 뭘까? 고혈압 때문에 비대해진 심장은 (영양소를 공급해 주는) 혈액을 더 많이 요구하는데, 관상동맥은 심장과 달리 확장되지 않는데다, 안에 누적된 동맥경화로 인해 다량의 혈액을 운반할 수 없기 때문이다.

두 번째로 뇌에 대해 생각해 보자. 고혈압은 뇌에 직간접적으로 영향을 미친다. 즉, 고혈압은 직접적으로 뇌혈관을 파열시켜 뇌출혈brain hemorrhage을 초래할 수 있으며(그림 6 참조), 간접적으로는 동맥경화를 통해 뇌동맥을 차단할 수 있다. 이러한 사건들이 뇌기능을 일시적·영구적으로 손상시키는데, 이것을 뇌졸중stroke 또는 쇼크shock라고 한다.

세 번째로 신장에 대해 생각해 보자. 고혈압은 신장에 악영향을 미치는데, 신장은 평소에 혈압을 조절하는 역할을 수행하므로, 고혈압에 걸린 사람들은 혈압이 더욱 악화될 수밖에 없다. 정상적인 신장의 경우, 혈압이 매우 낮아지면 신장에서 혈압을 상승시키는 호르몬(이것을 레닌renin이라고 한다)이 분비된다. 따라서 신장은 충분한 혈압을 관리하는 센서로 작용한다. 만약 신장의 혈관에 약간의 동맥경화가 발생한다면, 신장으로 유입되는 혈류량이 감소하여 신장이 조금 위축된다(그림 6 참조). 차단된 신장혈관은 신장의 혈압을 감소시키므로, 신장은 이에 대응하여 호르몬을 분비함으로써 전신의 혈압을 상승시킨다. 그리하여 다음과 같은 악순환이 반복된다. 상승한 혈압은 더 많은 동맥경화를 초래하고, 더 많은 동맥경화는 신장으로 유입되는 혈류를 더 많이 차단하여, 혈압을 더 높이 상승시킨다.

이러한 악순환의 고리를 끊는 방법은, 악순환이 시작되기 전에 싹을 자르는 것이다. 종종 반복되는 "혈압이 높을수록 특정 심장질환, 뇌졸중, 신장병에 걸릴 위험이 높아진다"는 공식은 구구절절이 옳다. 그러나 과학자들은 '어떤 사람은 고혈압이고, 어떤 사람은 정상혈압인 이유'를 아직 밝혀내지 못했다.

고혈압은 발병 과정을 통틀어 교활하게 행동하는 '증상 없는 질병'이다. '관련 질병을 초래함으로써 정체를 드러내는 단계'에 도달하지 않는 고혈압 환자도 있지만, 오늘날 의사들은 수치상 고혈압 자체를 질병 상태로 간주한다. 그들은 '고혈압', '정상혈압', '고혈압과 정상혈압 사이(소위 경계고혈압borderline hypertension)'를 구분하는 경계선을 임의로 정했다. 그리하여 고혈압은 '수축기혈압 159mmHg 이상 또는 이완기혈압 94mmHg* 이상', 경계고혈압은 '수축기혈압 140~159mmHg 또는 이완기혈압 90~94mmHg', 정상혈압은 '수축기혈압 140mmHg에 이완기혈압 90mmHg'으로 정의되어 있다.**

현재의 의학 지식 수준에서, 고혈압 중 설명할 수 있는 부분은 겨우 5~10퍼센트이며, 90~95퍼센트는 설명할 수 없다. 단, 혈압을 조절하는 신체 메커니즘 중 일부가 적절히 기능하지 않을 때는 원인을 알 수 있다. 즉, 앞에서 언급한 바와 같이, 신장은 낮은 혈압을 감지했을 때 혈류 속으로 강력한 혈압상승 물질을 분비한다.

---

*　혈압은 수은주의 높이(mmHg)로 표시된다. 수은주는 특정한 압력에서 특정한 높이만큼 상승하며, 압력이 높을수록 기둥의 높이가 높아진다.

**　서울대학교병원에 따르면, 한국의 현행 기준은 다음과 같다. 고혈압은 수축기혈압 140mmHg 이상 또는 이완기혈압 90mmHg 이상, 고혈압전단계는 수축기혈압 130mmHg 이상 또는 이완기혈압 80mmHg 이상, 주의혈압은 수축기혈압 120~129mmHg, 정상혈압 참고치는 수축기혈압 120mmHg에 이완기혈압 80mmHg. 수축기혈압과 이완기혈압에 대한 설명은 그림 5를 참고하라.

동물의 고혈압을 유도하는 방법 중 하나는, 1930년도에 H. 골드블트 박사가 수행한 실험을 통해 처음으로 고안되었다. 그는 개를 이용한 실험에서 신장과 혈압 상승 간의 관계를 발견했다. 그는 두 개의 신장 중 하나를 제거하고, 남은 신장으로 들어가는 동맥에 클램프를 물렸다. 그랬더니 신장의 혈류가 줄어든 데이어, 신장에서 호르몬이 분비되어 지속적인 고혈압으로 귀결되는 게 아닌가! 그 이후로 계속, 고혈압의 원인에 관한 연구 중 상당수는 신장의 기능부전malfunction에 집중되었다. 사실 고혈압 사례 중 약 2~5퍼센트는, 신장으로 들어가는 혈관이 좁아지기 때문에 일어난다. 그런 경우 장애물을 제거하면 고혈압을 치료할 수 있다. 그러나 오늘날 미국에서 발견되는 수백만 건의 고혈압 사례 중에서, 신장 기능부전으로 설명되는 부분은 극히 일부분에 불과하다.

임신 중에도 간혹 고혈압이 발생할 수 있는데, 그런 유형의 고혈압은 치료할 수 있으며 출산 시점까지 통제할 수도 있다. 임신부가 아기를 낳을 때, 혈압은 정상으로 복귀하는 것이 상례다. 부신adrenal gland이나 뇌에 종양이 생길 경우에도 혈압이 높아질 수 있는데, 때때로 치료가 불가능한 경우가 있다. 갑상샘과 관련된 고혈압은 치료가 가능하며, 대부분 외과수술로 치료한다.

그러나 90~95퍼센트의 사례에는 정답이 없으며, 이것을 본태고혈압essential hypertension이라고 부른다. 본태고혈압은 한마디로 원인 미상의 고혈압이다. 일반적으로 스트레스를 원인으로 간주하지만, 의사들 사이에는 스트레스의 역할에 대한 회의론이 존재한다. 그들이 스트레스와 고혈압의 인과관계를 의심하는 것도 무리는 아니다.

스트레스란 과연 무엇일까? 그것을 어떻게 측정하고 정량화해야 할까? 스트레스와 혈압 간에는 어떤 관련성이 있을까? 스트레스를 측정하기가 어렵다 보니, '스트레스와 혈압의 관계'에 대한 연구는 그리 많이 수행되지 않았다. '취객의 비유'가 이러한 이러한 현실을 잘 설명해 준다. 늦은 밤 거리에서 커프스 단추를 잃은 취객이, 엉뚱하게도 밝은 가로등 불빛 아래에서 얼쩡거리고 있다. 지나가는 사람이 그 이유를 물으니, 대답이 걸작이다. "이곳이 더 밝기 때문이잖소." 신장에 대한 연구는 많이 진전되었지만, 스트레스에 대한 연구는 측정의 어려움 때문에 지지부진하다. 이 비유에서 '밝은 가로등 불빛 아래'는 '신장'이고 '커프스 단추'가 '스트레스'다.

분노, 공포, 불안과 같은 사람의 감정이 고혈압을 초래하는 데 중요한 역할을 하는 것으로 흔히 가정되지만, 그 분야에서 데이터를 수집하기 위한 도구가 부족하므로 여전히 연구는 불충분한 실정이다. 그러나 1장에서 언급한 바와 같이 '지속적인 적응행동을 요구하는 상황'이 스트레스의 원천임을 감안할 때, 본태고혈압(설명되지 않은 90~95%의 고혈압)의 원인을 스트레스적 상황에서 찾아야 한다는 견해는 설득력이 높아 보인다.

# 3
## —— 스트레스가 인체에 미치는 영향

 

스트레스는 오랫동안 심리학적·생리학적 추론의 주제였다. 스트레스라는 단어는 제대로 정의되지 않았음에도 불구하고 남용되고 있는데, 이는 사람마다 스트레스가 천차만별임을 의미한다. 예컨대 감정적 스트레스는 가족 간 의견 충돌이나 사랑하는 사람의 죽음에서 비롯될 수 있다. 환경적 스트레스(예를 들어 과도한 더위나 추위)는 감정적 스트레스와 전적으로 다른 현상이다. 생리적 스트레스는 '부신에서 분출되는 스테로이드 호르몬'으로 기술되어 왔는데, 이것은 캐나다 몬트리올의 한스 셀리에 박사가 제창한 이론이다. 셀리에 박사는 부신피질호르몬adrenal cortical hormone이 생물의 생존에 매우 중요하며, 스트레스를 나타내는 매우 민감한 지표라고 믿고 있다. 하지만 겉모습이 아무리 번드르르해도, 확고한 정의의 부재不在로 인해 스트레스에 대한 연구는 심각하게 저해되어 왔다.

워싱턴 의과대학의 정신과 의사인 토머스 H. 홈즈와 리처드 H. 라헤는 스트레스적 사건stressful event의 척도를 고안해냈다. 그들은 다양한 연령·배경·계층의 사람 수백 명에게, 일련의 생활사건life event에 대응하는 데 필요한 적응의 양量을 상대적으로 평가해 달라고 요청했다. 홈즈와 라헤는 이렇게 만든 목록을 사회적 재적응 척도social readjustment scale라고 불렀다. 그 척도는 394명의 개인들과의 인터뷰에 기반했으며, 개인들이 다양한 생활사건에 할당한 점수(단위수)의 평균치였다(결혼에는 50점이 임의로 할당되었다).

목록의 맨 위에 오른 것은 '배우자의 죽음'이었다. 뒤이어 홈즈와 라헤는 다음과 같은 사실들을 발견했다. 첫째, 배우자가 사망한 후 첫 1년 동안, 과부와 홀아비의 사망률은 동년배보다 열 배 이상 높은 것으로 나타났다. 둘째, 이혼을 한 후 첫 1년 동안, 이혼한 사람은 부부관계를 지속하고 있는 사람보다 질병에 걸릴 확률이 열두 배 높다. 홈즈와 라헤에 따르면, 좋든 나쁘든 변화는 인간에게 스트레스를 초래하며, 질병에 대한 감수성을 증가시킨다고 한다.

표1

변화에 적응하는 과정에서 발생하는 스트레스

| 사건 | 영향력 |
| --- | --- |
| 배우자의 사망 | 100 |
| 이혼 | 73 |
| 별거 | 65 |
| 교도소 수감 | 63 |
| 가까운 가족의 사망 | 63 |
| 개인적 질병이나 부상 | 53 |
| 결혼 | 50 |
| 직장에서 해고 | 47 |
| 부부 간의 불화 해결 | 45 |
| 퇴직 | 45 |
| 가족의 건강 변화 | 44 |
| 임신 | 40 |
| 성생활의 어려움 | 39 |

| 사건 | 영향력 |
|------|-------|
| 출산이나 입양 | 39 |
| 사업 재조정 | 39 |
| 재정 상태 변화 | 38 |
| 가까운 친구의 사망 | 37 |
| 다른 분야로 이직 | 36 |
| 배우자와의 다툼 횟수 변화 | 35 |
| 10,000달러 이상의 대출 | 31 |
| 대출과 관련된 압류 | 30 |
| 승진이나 좌천 | 29 |
| 자녀의 출가 | 29 |
| 친척과의 불화 | 29 |
| 뛰어난 개인적 성과 | 28 |
| 아내의 취직이나 해고 | 26 |
| 입학이나 졸업 | 26 |
| 생활조건의 변화 | 25 |
| 습관의 변화 | 24 |
| 직장 상사와의 불화 | 23 |
| 업무시간이나 조건의 변화 | 20 |
| 거주지 이동 | 20 |
| 전학 | 20 |
| 여가생활 변화 | 19 |
| 교회 활동 변화 | 19 |

스트레스를 '적응행동을 요구하는 환경조건'으로 정의한다는 점에서, 나의 접근 방법은 홈즈 및 라헤의 접근 방법과 비슷하다. 예컨대 스트레스적 환경은 급격한 문화변화, 도시화, 이주, 사회경제적 유동성, 환경의 불확실성과 관련되어 있다. 나는 보스턴 시립병원에 있는 하버드 의대 부설 손다이크 메모리얼 앤드 채닝 연구소Thorndike memorial and Channing Laboratories에서 메리 C. 구트만 박사와 손잡고 수행한 초기 연구에서 그러한 작업정의working definition를 만들어냈다. 그 연구는 '스트레스와 혈압의 상호작용 메커니즘'을 측정하는 출발점을 제공했다.

## 고혈압에 잘 걸리는 사람은 누구인가?

적응행동을 요구하는 가장 두드러진 상황은 생명을 위협하는 사건life-threatening event이다. 1947년 4월 16일 텍사스시에서, 폭발물을 실은 선박 한 척이 폭발하며 비키니 원자폭탄의 위력과 맞먹는 것으로 추정되는 돌풍을 일으켰다. 한 연구에 따르면, 그 지역에서 개업하고 있는 내과 의사들은 폭발 후 며칠 동안 환자들의 혈압이 현저하게 상승한 것을 발견했다. 제2차 세계대전 동안, 러시아의 내과 의사들은 독일군에게 포위당한 레닌그라드 시민들의 혈압이 전장으로 나가는 병사들과 마찬가지로 상승한 것을 발견했다.

전쟁이나 재난보다 덜 극적이지만 더욱 적절한 사례는, 도시 생활에 적응해야 하는 사람들에게 나타나는 현상이다. 많은 연구자들이 '사회적 역할이 붕괴되어 새로운 역할을 확립해야 할 때, 개인들이 어떤 영향을 받는지' 분석했다. 그 결과, 고혈압이 '도시 생활에의 적응'과 밀접하게 관련되어 있다는 결과가 나왔다. 예컨대 푸에르토리코의 시골 지역에 거주하는 주민들 중에는 고혈압 환자가 거의 없는 것으로 나타났다. 그와 대조적으로, 푸에르토리코의 대도시 지역에 거주하는 사람들 중에서는 18퍼센트가 고혈압 환자인 것으로 나타났다. 또한 고혈압은 피지섬 주민의 서구화 정도에 비례하며, 아프리카 줄루족의 구성원들은 도시 지역으로 이주한 후 혈압이 상승하는 것으로 나타났다. '도시 생활에 적응하기'와 관련된 스트레스는 고혈압의 중요한 기여요인으로 간주된다. 우리 사회의 이동성(이직률과 가족해체 빈도)이 매우 높다는 점을 상기하라. '시골에서 도시로'가 됐든, '한 도시에서 다른 도시로'가 됐든, 미국인들은 평생 적게는 한 번 많게는 열 번 이상 거주지를 옮긴다. 이쯤 됐으면, 우리의 개방된 사회가 적응행동을 얼마나 빈번히 요구하는지 평가할 수 있을 것 같다.

소위 직업의 사다리occupational ladder를 올라가는 데는, 지리적 변화와 사회적 재적응 이상의 것이 수반된다. 오랫동안 추구해 온 탐나는 일자리(당신은 충분한 준비가 되어 있지 않다고 느낀다)에 도달하는 것은 혈압을 상승시킬 수 있다. L. E. 힝클과 H. G. 울프 박사는 화이트칼라 직업에 종사하는 대학생과 고등학교 졸업생들의 혈압을 측정하여, 최종학력이 낮은 사람일수록 혈압이 높다는 사실을 발견했다. 화이트칼라 직업은 대졸 직원보다 고졸 직원에게 더 많은 적응행동을 요구했기 때문이다.

다른 연구들은 환경과 고혈압 간의 밀접한 관계를 뒷받침함과 동시에, '흑인은 고혈압에 더욱 취약하다'는 기존의 통념에 의문을 제기했다. HIP(Health Insurance Plan of Greater New York)는 1970년대에 널리 배포한 팸플릿에서 다음과 같은 정보를 제공했다. "고혈압은 미국의 흑인들이 앓는 주요 질병으로, 그들의 단명短命에 기여하는 중요한 요인이다. 고혈압을 앓는 청장년층 흑인의 수는 같은 연령대의 백인보다 3~12배 많다. 흑인들은 백인들보다 더 젊은 나이에 고혈압에 걸리며, 일찍 사망하는 것으로 보인다."

흑인들이 백인보다 일찍 고혈압에 걸리는 것은 유전적 요인 때문일까, 아니면 적응행동의 필요성 때문일까? H. 하버그 박사와 미시간 대학교의 동료들은 "디트로이트의 빈민가에서 생활하는 흑인들이 중산층 거주 지역에서 생활하는 흑인들보다 고혈압에 걸릴 가능성이 높다"고 보고했다. 빈민가에서 영원히 헤어날 수 없다고 느끼는 흑인들은 혈압이 매우 높은 것으로 나타났으니, 빈민가 생활이 지속적인 적응행동을 요구한다는 주장은 설득력이 높아 보인다.

백인 여고생과 흑인 여고생의 사회경제적 지위가

대등한 미시시피에서, 백인과 흑인의 혈압 수준에는 유의미한 차이가 없는 것으로 나타났다. '생활 수준이 동등한 백인과 흑인의 혈압은 차이가 없다'는 결과는 '흑인이 백인보다 고혈압에 취약하다'는 오랜 통념에 강력한 의문을 제기한다. 즉, 흑인의 고혈압 유병률이 높은 것은 단지 유전적 문제 때문이 아니라, 흑인이 거주하는 지역의 생활 수준 및 스트레스와 관련되어 있다는 것이다.

도시와 시골의 차이가 됐든, 빈민가의 존재 여부가 됐든 적응행동의 필요성은 존재하며, 이러한 필요성이 오늘날 관찰되는 높은 고혈압 유병률의 밑바탕에 깔려 있다. 우리는 매우 어려운 시기에 살고 있으며, 신속한 변화가 초래하는 불안감에 늘 직면하고 있다. 인간은 생리적 평온함physiologic equanimity의 유지에 필요한 생물학적 자원을 보유하고 있지 않아, 최근 두드러지게 증가한 고혈압에 이르는 스트레스의 영향을 경험하고 있는 것이다. 일리노이 의과대학의 A. M. 오스펠드와 R. B. 셰켈이 말한 바와 같이, "비교적 원시적인 시골에서 산업화된 도시로 이동함에 따라 인간관계이 불확실성이 눈에 띄게 증가한다. 지구촌의 상당 지역에서, 현대인은 매일 (예측할 수 없는) 사람과 상황에 맞닥뜨린다. 그런 상황에서는 전통이 적절한 행동을 처방하거나 입증할 수 없고, 신체적·심리적 해악의 가능성이 상존하며, 투쟁이나 도피가 부적절하고, 정신적 각성mental vigilance이 요구된다." 개인의 혈압 상승은 '가속화된 환경변화 및 불확실성에 노출된 정도'와 '선천성·후천성 적응능력'에 의존한다.

스트레스의 영향과 관련된 논란은 '모호한 정의와 관련된 이슈'와 '심리학적·생리학적 소견'뿐만 아니라, '스트레스가 상이한 개인에게 영향을 미치는 메커니즘'에 집중되어 왔다. 한 이론에서는 "특정한 타입의 성격은 스트레스(그러므로 고혈압)의 영향에 민감하다"고 제안했는데, 간단히 말해 고혈압성격hypertensive personality이라는 게 존재한다는 뜻이다. '신경이 예민하고 겁 많은 사람'이 '외견상 차분한 사람'보다 실제로 고혈압에 잘 걸릴까? 나는 고혈압성격이 존재하지 않는다고 믿는다. 그도 그럴 것이 '적응행동을 요하는 상황'과 지나치게 자주 맞닥뜨리면, 누구나 고혈압에 걸릴 수 있기 때문이다.

고혈압성격이라는 개념은 후향연구retrospective

study에서 진화했다. 후향연구는 다음과 같은 순서로 진행된다: 연구자들은 특정 질병(예를 들어 고혈압)에 걸린 사람들을 모집하여, 변수(예를 들어 성격)를 측정한 후, 대조군(질병에 걸리지 않은 사람)의 변수와 비교한다. 여러 건의 후향연구에서, 고혈압에 걸린 사람들은 감정을 잘 처리하지 못하거나 감정을 표현할 수 없는 것으로 나타났다. 연구자들은 이를 근거로, 고혈압에 걸린 사람들은 고혈압성격을 갖고 있다는 결론을 내렸다.

이런 식의 추론은 명백히 오류다. 왜냐하면 고혈압이라는 질병 자체가 성격에 영향을 미치기 때문이다. 그러므로 고혈압성격의 존재 여부를 밝히려면, 후향연구가 아니라 전향연구prospective study가 필요하다. 즉, 연구자들은 고혈압에 걸리지 않은 사람들을 모집하여, 그들의 성격을 평가한 후 오랫동안 관찰해야 한다. 시간이 지나 충분한 수數의 참가자들이 고혈압에 걸리면, 최초에 평가된 성격과 비교함으로써 '어떤 성격을 가진 사람이 고혈압에 잘 걸리는지' 알아낼 수 있다. 그러나 이런 식으로 수행된 연구결과는 발표된 적이 없다.

재차 강조하지만, 고혈압의 발병에 관여하는 핵심요인은 '지속적인 적응행동을 요구하는 환경에 대응할 필요성 necessity to cope with an environment requiring continuous behavioral adjustment'이다. 만약 오늘날 우리가 처한 환경이 그토록 어렵다면, 우리는 '적응행동을 요구함으로써 혈압을 상승시키는 상황'을 뚜렷이 인식해야 한다. 이는 스트레스에 대처하는 새로운 방법을 요구한다. 구체적으로, 우리는 삶의 복잡성을 변화시키는 방법—삶의 복잡성은 날로 증가할 것이므로, 이것은 현실성이 떨어지는 방법이다—이나 스트레스에 더욱 효과적으로 대처하는 방법을 개발해야 한다.

## 스트레스의 내적 징후 internal sign

지금껏 '적응행동을 요구하는 상황'과 '그런 상황과 고혈압 간의 관계'에 대해 많은 논의가 이루어져 왔다. 그런데 생리적으로는 어떤 일이 일어날까? '적응행동을 요구하는 상황'은 어떤 메커니즘을 경유하여 고혈압을 초래할까? 단도직입적으로 말해서, 인간은 본능적·무의식적으로 투쟁-도피반응을 활성화시킴으로써 그런 상황에 대응한다.

투쟁-도피반응을 처음 기술한 사람은, 20세기 초 하버드 의과대학의 저명한 생리학자 월터 B. 캐넌 박사였다. 그는 투쟁-도피반응을 긴급반응emergency reaction이라고 불렀다. 1장에서 언급한 바와 같이, 투쟁-도피반응은 동물에게 도망치거나 싸울 준비를 시킨다. 그러한 준비와 관련된 변화로는, 혈압 상승, 심박수 증가, 호흡률breath rate 증가, 신체대사(또는 연료 연소율) 증가, 팔다리 근육 혈류 유입의 현저한 증가가 있다(그림 7 참조). "투쟁-도피반응이 빈번히 활성화될수록(특히 상황이 투쟁이나 도피를 실제로 허용하지 않을 경우), 고혈압에 걸릴 가능성이 높아진다"는 것이 나의 지론이다.

체코의 과학자 J. 브로트가 이끄는 연구팀은 한 고전적 실험에서 투쟁-도피반응의 생리적 특징을 구체화했다. 그들은 건강하고 젊은 보통 성인들을 모집하여, 혈압은 물론 심장에서 뿜어져나오는 혈류량과 근육에 유입되는 혈류량을 측정했다. 기준수치baseline measure를 측정하기 위해, 그들은 참가자들이 조용히 누워 있는 상태에서 혈압과 각종 혈류량을 측정했다. 그다음, 연구팀은 참가자들에게 산수 문제(네 자리 수, 이를테면 1,194에서 17이라는 수를 계속 빼는 문제)를 출제했다. 연구팀이 "시작"을 외

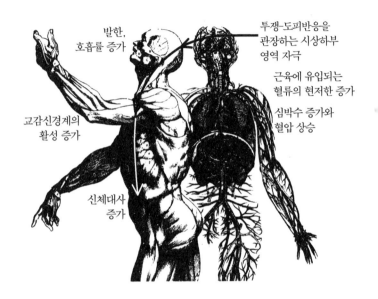

발한,
호흡률 증가

투쟁–도피반응을
관장하는 시상하부
영역 자극

근육에 유입되는
혈류의 현저한 증가

교감신경계의
활성 증가

심박수 증가와
혈압 상승

신체대사
증가

그림 7

투쟁–도피반응과 관련된 생리 변화.
(16세기 해부학자 베살리우스의 책에 수록된 그림에 설명을 붙였음).

치자, 참가자들은 최초의 수에서 17을 빼고, (배경에서 들리는 메트로놈 소리에 맞춰) 나온 답에서 17을 연거푸 빼 나갔다. 째깍, 째깍, 째깍, ……. 한편, 연구팀은 친구들을 불러, 참가자 옆에서 "나라면 더 잘할 텐데"라고 약을 올리게 했다. 째깍, 째깍, 째깍, …….

참가자들에게 무슨 일이 일어났을지, 당신은 능히 짐작할 수 있을 것이다. 참가자들은 혈압, 근육에 유입되는 혈류량, 심장이 뿜어내는 혈류량이 증가했는데, 이는 "투쟁-도피반응은 늘 우리와 함께 있을 뿐만 아니라, '시간이 촉박한 산수 문제'와 같은 단순한 심리적 도전psychological challenge에 반응하여 일어날 수 있다"는 것을 의미한다. 우리의 일상생활에서 일어나는 일들이 이러한 반응을 가중한다는 점을 고려하면, 투쟁-도피반응이 일시적인 혈압상승을 초래하는 메커니즘은 명명백백하다. 이쯤 됐으면, 당신은 적응행동을 요구하는 상황이 특이한 생리 변화를 일으킴으로써 투쟁-도피반응을 촉발하는 메커니즘을 이해할 수 있을 것이다. 우리 모두는 기본적으로 동일한 형질을 가진 종種(호모 사피엔스)이므로, 이처럼 흔한 선천적 반응innate response을 통해 스트레스적 사건에 대응한다. 개인의 가치체

3 — 스트레스가 인체에 미치는 영향

계value system에 따라 '스트레스를 유발하는 요인'은 제각기 다를 수 있지만, 우리 사회는 우리 모두에게 영향을 미치는 스트레스적 상황을 충분히 조성한다.

후속 연구에서, 투쟁-도피반응이 만성적으로 촉발되면 '일시적인 혈압 상승'이 '영구적인 고혈압 상태'로 전환되는 것으로 밝혀졌다. 스웨덴 예테보리 대학교의 B. 폴코와 E. H. 루빈슈타인 박사는 시궁쥐 뇌의 시상하부hypothalamus 영역에 전선을 이식했다(그림 8 참조). 시상하부는 투쟁-도피반응의 촉발을 통제하는 영역으로 알려져 있었는데, 전선에 전류를 흘리자 시궁쥐의 투쟁-도피반응이 실제로 촉발되는 것으로 나타났다. 다음으로, 그들은 시궁쥐들을 두 그룹으로 나눠 한 그룹의 전선에만 전류를 흘렸다. 그랬더니 그 그룹에서만 투쟁-도피반응이 일어났으며, 한걸음 더 나아가 고혈압이 발생했다. 그와 대조적으로, 전기 자극을 받지 않은 시궁쥐들은 저혈압 상태를 계속 유지했다.

적응행동을 요구하는 상황이 계속 벌어지면 투쟁-도피반응은 반복적으로 활성화되며, 반복적인 투쟁-도피반응은 궁극적으로 영구적인 고혈압을 초래하게 된다. 내 이론의 핵심은, "영구적인 고혈압에 걸리

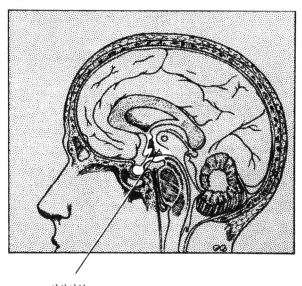

시상하부

그림 8

........................................................

뇌의 시상하부 영역.

**3 ― 스트레스가 인체에 미치는 영향**

는 사람의 경우에도, 이와 동일한 일이 벌어진다"는 것이다. 투쟁-도피반응이 만성적으로 활성화되면, 단순한 '일시적 혈압 상승'이 '영구적인 고혈압'으로 전환된다.

과거에는 투쟁-도피반응에 상당한 진화적 유의미성evolutionary significance이 있었다. 투쟁-도피반응을 하는 사람은 더욱 효과적으로 생존하여, 자손에게 그 유전자를 물려줄 수 있었으니 말이다. 그러나 오늘날에는 사정이 달라졌다. 현대인은 투쟁-도피반응을 일으키는 상황과 만성적으로 마주치지만, 그 뒤에 따를 도피를 현대 사회는 용인하지 않는다. 예컨대 당신의 상관이 당신에게 꾸지람을 할 때, 당신은 상관에게서 도망칠 수도 없고 항명抗命을 할 수도 없다. 인간의 선천적 반응은 변하지 않았지만, 사회는 변화했기 때문이다. 반응의 스위치가 켜져도 우리가 그것을 적절히 사용하지 못하는 것이다.

투쟁-도피반응이 촉발되면, 교감신경계sympathetic nervous system라고 불리는 불수의신경계involuntary nervous system가 고도로 활성화된다. 만약 당신이 팔을 들어 올리고 싶다면, 당신은 수의신경계voluntary nervous system의 골격근계skeletal musculature를 의도적으로 제어함으로써 그렇게 할 수 있다. 그러나 불수의신경계(또는 자율신경계)의 경우, 통상적으로 의식되지 않는 일상적 신체기능(심박수와 혈압 유지, 규칙적인 호흡, 음식 소화)을 담당한다. 투쟁-도피반응이 촉발될 때, 그것은 불수의신경계(자율신경계)의 일부인 교감신경계를 작동시킨다. 교감신경계는 아드레날린adrenalin(또는 에피네프린epinephrine)과 노르아드레날린noradrenaline(또는 노르에피네프린norepinephrine)이라는 특이한 호르몬을 분비함으로써 작용하는데, 그중 아드레날린은 관련 물질들과 함께 '혈압·심박수·신체대사 증가'라는 생리변화를 유도한다.

투쟁-도피반응은 통합된 방식으로 일어나는데, 그 이유는 반응이 시상하부라는 뇌 영역의 일부에 의해 제어되며 (늘 그런 건 아니지만) 대부분의 경우 협응적·동시적으로 발생하기 때문이다. 시상하부의 특정 영역을 전기로 자극하면, 교감신경계에 의해 제어되는 아드레날린(또는 에피네프린)을 비롯한 관련 호르몬이 뿜어져나와 관련된 생리변화를 초래한다.

투쟁-도피반응은 교감신경계의 과다활성overactivity과 관련되어 있지만, 동일한 신경계를 잠재우는 정반대 반응이 존재한다. 사실 혈압이 높은 사람이 이 반응을 규칙적으로 촉발함으로써 혈압을 낮출 수 있다는 증거가 있다. 그것이 이완반응relaxation response이며, 교감신경계의 활성을 낮추는 불수의 반응을 뜻한다(그림 9 참조). 현대인이 생활의 근본을 바꾸는 건 쉽지 않으므로, 이완반응을 적극적으로 촉발함으로써 투쟁-도피반응과 관련된 고혈압 등의 질병을 예방·치료하는 차선책을 고려해 볼 수 있다.

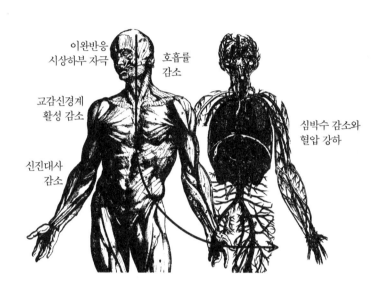

이완반응
시상하부 자극

호흡률
감소

교감신경계
활성 감소

심박수 감소와
혈압 강하

신진대사
감소

그림 9

이완반응과 관련된 생리 변화.
(16세기 해부학자 베살리우스의 책에 수록된 그림에 설명을 붙였음)

3 — 스트레스가 인체에 미치는 영향

# 4

## —— 이완반응의 효과와 유발 수단들

생리적으로 바람직하지 않은 환경 변화에 적응하는 게 정말로 가능할까? 우리는 과거 어느 때보다도 모진 시련을 겪고 있다. 3장에서 언급한 바와 같이 투쟁-도피반응이 반복적이고 부적절하게 촉발된다는 것은, 주변 환경의 신속한 변화에 맞춘 심리적·생리적 적응이 불가능하다는 것을 시사한다. 사실 고혈압의 유병률과 심장병 및 뇌졸중으로 인한 사망이 급증한다는 것은, 우리가 환경 변화에 제대로 적응하지 못하고 있음을 강력하게 시사한다. 환경이 복잡하지 않고 더 안정적으로 변화하기를 기대하기는 어렵다. 그러니 우리는 자신의 몸 안에서 '21세기의 요구 사항'을 다루는 생리적 방법을 발견해야 한다. 세심하게 관리되는 정신수련mental practice을 통해, 스트레스에 대한 개인적 생리 반응에 영향을 미칠 수 있을까?

## 정신적 제어mental control

지난 수십 년 동안, 행동실험behavioral experiment을 통해 이 문제가 다뤄져 왔다. 하버드 대학교의 B. F. 스키너 박사는 '환경이 행동을 얼마만큼 결정하는지'를 보여줬다. 즉, "환경을 바꾸면 행동을 제어할 수 있다". 스키너의 행동실험에서는 명백한 골격근 효과skeletal muscular effect를 다뤘는데, 그 내용인즉 "동물을 훈련시킬 때, 강화물reinforce(동물이 동일한 행동을 반복할 가능성을 증가시키는 보상reward)이 존재한다면 특정한 건반이나 레버를 누르게 할 수 있다"는 것이었다. 예컨대 비둘기로 하여금 특정한 피아노 건반을 쪼도록 하기 위해 스키너는 비둘기가 그 건반에 접근할 때마다 모이를 제공하고, 비둘기가 건반에 더 가까이 접근할 때 또 하나의 모이를 보상으로 제공했다. 그 결과, 종국에는 '강화물(모이)을 통한 유도guiding와 형성shaping'을 통해 비둘기가 원하는 건반을 몇 번이고 되풀이하여 쪼도록 훈련시킬 수 있었다. 그리하여 스키너는 동물의 수의근 행동voluntary muscular behavior을 형성하는 데 성공했다.

닐 E. 밀러 박사는 스키너의 연구를 자율신경계로 끌어올려, 시험 대상자의 수의근 행동뿐만 아니라 불수의근 행동involuntary muscular behavior까지도 바꿀 수 있다고 주장했다. 밀러의 연구에서, 바이오피드백biofeedback을 통해 불수의 신체 과정involuntary bodily process의 제어가 가능한 것으로 밝혀졌다. 이 분야의 선구자인 밀러는 다년간에 걸친 실험을 통해, 불수의 신체 과정(동물 귀의 혈류 유입량)이 변화할 수 있음을 증명했다.

바이오피드백에 초점을 맞춘 실험에는 '바람직한 성과desired performance에 대한 보상'이 포함되었는데, 이러한 보상은 신체의 내적 기능internal function을 변화시키는 것으로 나타났다. 그러자 바이오피드백의 신봉자들은 "생리 기능을 정신적으로 의식하면, 그러한 기능에 대한 제어권을 얻을 수 있다"고 믿게 되었다. 우리는 오래전부터 "인간의 골격근은 (뇌를 통해 작용하는) 수의신경voluntary nerve의 통제하에 있다"는 사실을 알고 있었다. 그러나 불수의반응을 제거할 수 있음을 서구인들이 알게 된 것은 최근의 일이었다. 불수의반응(이를테면 혈압, 심장박동, 다양한 신체부위에의 혈류량)을 조절하는 신경계를 자율신경계라고 부른다. 내장학습visceral learning이라고도 불리는 바이오피드백은 "인간은 자신의 불수의신경계(자율신경계)를 제어할 수 있다"는 점을 확고히 했다.

밀러는 바이오피드백이라는 개념에 입각하여, 적절한 보상과 처벌을 이용하여 시궁쥐를 훈련시킴으로써 수많은 내적 불수의행동을 바꿨다. 그는 특정한 변화에 이은 시궁쥐의 생리 기능을 모니터링한 다음, 원하는 방향으로 변화를 유도하는 신호(다르게 말하면, 피드백)를 보냄으로써 그러한 성과를 달성했다. 밀러의 바이오피드백은 스키너가 제안한 작동적 조건 형성operant conditioning이라는 개념에 기반한 것이다. 밀러가 사용한 보상과 처벌이라는 방법은 스키너의 강화reinforcement와 일치하는데, 그는 이런 방식으로 자율기능autonomic function(소위 불수의기능involuntary function)을 형성할 수 있었다.

나와 동료들은 작동적 조건 형성과 바이오피드백을 이용하여, 혈압의 행동적 제어behavioral control가 가능함을 증명했다.* 우리는 실험용 원숭이에게 혈압수준에 대한 피드백 정보를 제공하는 시스템을 고안해 낸 후, 원숭이들을 훈련시킴으로써 보상과 처벌을 통해 혈압을 높이거나 낮추는 데 성공했다. 또한 우리는, 혈압이 높은 '사람'들도 자신의 혈압을 낮출 수 있다는 사실을 증명했다. 우리는 인간에 관한 연구를 시작하기에 앞서서, 하버드 대학교와 보스턴 시립병원 부설 인간연구위원회Human Studies Committee(모든 과학연구에서 참가자의 권리와 안전을 보호하는 것을 목적으로 한다)의 승인을 받았다. 우리는 연구 대상자에게 권리와 위험을 자세히 설명하고 서면동의를 받았다. 그리고 환자들에게 모니터를 제공함으로써, 혈압의 순간적인 등락에 대한 정보를 지속적으로 입수하도록 배려했다. 환자들은 그런 피드

---

* 나와 함께 원숭이 연구를 수행한 사람들로는, J. A. 허드, W. H. 모스, R. T. 켈러허, A. C. 바저, P. B. 듀스 박사가 있다. D. 샤피로, B. 터스키, G. E. 슈워츠 박사는 인간 연구를 함께 수행했다.

백을 이용함으로써 자신의 수축기혈압을 낮추는 방법을 배웠음에 틀림없다. 그러나 우리가 "어떻게 혈압을 낮출 수 있었나요?"라고 물었을 때, 그들은 "이완적 사고relaxing thought 덕분이었어요"라고 간단히 대답했다. 그 답변을 들은 우리는 이렇게 생각했다: "만약 그게 사실이라면, 굳이 바이오피드백 장치를 사용할 필요가 있을까?"

요컨대, 바이오피드백은 많은 단점을 갖고 있다. 첫째, 한 번에 한 가지 이상의 생리기능을 피드백 받아 변화시키는 것은 불가능하다. 둘째, 바이오피드백에는 상당히 고가高價의 장비가 수반되며, 진행되고 있는 생리변화를 신중히 모니터링해야 한다. 예컨대 심박수를 수시로 모니터링하고 측정해야 한다. 그래야만 심박수가 증가하거나 감소했을 때 적절한 방향으로 보상을 제공할 수 있기 때문이다. 밀러는 실험을 통해 "불수의기능을 의도적으로 변화시킬 수 있다"고 증명했지만, 뒤이은 체계적 연구에서 바이오피드백 이외의 방법으로도 동일한 결과를 달성할 수 있는 것으로 밝혀졌다.

그러나 그런 연구가 수행되기 수 세기 전, '생리기능의 제어'에 대한 극적인 주장이 동양에서 전래했다. 그 주장에 따르면, 요가와 선불교禪佛敎의 오래된 명상meditation 기법을 이용하여 생리기능을 제어할 수 있다. 요가는 수천 년 역사를 가진 인도 문화의 일부로, 인간에게 '자신의 마음에 대한 완벽한 제어권'을 제공하려는 고대 힌두교 노력의 결정판이다. B. K. 아난드 박사와 두 명의 동료들은 인도의 뉴델리에서, 밀폐된 금속 상자 안에서 수행하는 한 요기yogi(요가 수행자)를 연구했다. 그들의 보고에 따르면, 그 요기는 산소섭취(또는 대사metabolism)를 늦출 수 있었는데, 산소섭취는 부분적으로 교감신경계에 예속된 불수의 메커니즘이다. 동양에서 전래한 주장은 더욱 경이로운 묘기로 이루어져 있는데, 그중에는 심장박동을 수의적으로 멈추는 것도 포함되어 있다.

그러나 B. K. 아난드, W. A. 웽거, B. K. 박치 박사 등이 수행한 다른 연구들에 따르면, 그런 주장들은 잘못된 데이터 해석에 기반하며 단순한 오류에 기인한 것처럼 보인다. 하지만 1950년대와 1960년대에 수행된 다른 연구에서, 깊은 명상에 통달한 일본의 선불교 승려들도 자신의 산소섭취를 무려 20퍼센트나 줄일 수 있었다. 이 정도의 산소섭취량은 통상적으로 잠든 지

4~5시간 후에 도달할 수 있는 수준이다. 이러한 발견이 시사하는 것은, "특정한 정신적·수의적 행동을 제어함으로써, 인체의 불수의 메커니즘(또는 자율신경계 메커니즘)을 바꿀 수 있다"는 것이다.

뇌파도electroencephalogram(EEG)를 이용한 후속 연구에서, 요가 및 명상 수행은 뇌의 전기 활성을 바꾸는 것으로 확인되었다. 뇌파검사기란 두피와 이마에 이식된 전선을 이용하여 뇌의 전기 활성을 측정하는 장치를 말한다. 도쿄 대학교의 A. 카사마츠와 T. 히라이 박사는 '눈을 반만 뜬 상태에서 명상을 수행하는 선승禪僧'에게서 우세한 알파파α-wave를 발견했는데, 알파파란 통상적으로 웰빙감feeling of well-being과 관련된 뇌파로 알려져 있다. 더욱이 명상을 수행하는 도중 발생하는 알파파는 강도와 규칙성이 증가하는 것으로 밝혀졌다. B. K. 아난드와 다른 인도의 연구자들도, 수행 중인 요기의 알파파 활성이 고조되었다고 보고했다.

요가나 선 등의 명상 형태는 서구사회에 이미 진출해 있다. 가장 널리 수행되는 명상 형태인 초월명상transcendental meditation은 1960년대에 처음 인기를 끌며, 비틀즈, 미아 패로 등 유명인들을 매혹시켰다.

T.M.이라고도 불리는 초월명상은 오늘날 50만~200만 명*에 달하는 수행자들을 거느리고 있는 것으로 알려져 있다.

1968년, 한 무리의 초월명상 수행자들이 하버드 의대의 연구실을 방문했다. 그 당시 나는 하버드 의대의 동료들과 함께 '원숭이의 행동과 혈압 간의 관계'를 한창 연구하고 있었다. 그 열렬한 명상 추종자들은 나에게 자신들을 연구해 줄 수 있느냐고 물었다. 왜냐하면 그들은 T.M.을 통해 자신의 혈압을 낮출 수 있다고 여기고 있었기 때문이다. 우리는 정중하게 그들을 돌려보냈다. 가뜩이나 바쁜데 명상까지 연구할 여력이 없었기 때문이다.

그러나 T.M. 수행자들은 한 번 거절당했다고 해서 호락호락 물러설 위인들이 아니었다. 그들은 계속 밀어붙여, 첫 번째 'No'를 'Yes'로 바꾸는 뚝심을 과시했다. 나는 예비연구이니만큼 잃을 게 별로 없으며, 그 이

---

*    T.M.은 마하리시 마헤시가 비틀즈를 만난 것을 계기로 전 세계에 전파되었으며, 1977년에 90만 명, 1980년대에는 100만 명, 최근에는 500만 명의 지구촌 주민들을 회원으로 거느리고 있다. 출처: 위키피디아

점이 상당할 거라고 판단했다. 그 연구는 당시 캘리포니아에서 진행되던 다른 연구들과 독립적으로 하버드에서 수행되었다. 캘리포니아 연구는 UCLA에서 생리학 박사과정를 밟던 R. 키스 윌리스의 주도로, 아치 K. 윌슨 박사의 지도하에 수행되었다. T.M.에 관한 연구로 박사학위를 받은 후, 윌리스 박사는 보스턴 시립병원에 있는 하버드 대학교 부설 손다이크 메모리얼 연구실Thorndike Memorial Laboratory에 합류했다.

우리는 먼저 명상에 관한 선행 연구들을 검토하여 광범위한 사례와 결과들을 수집했다. 우리는 수행자들(특히 다양한 형태의 요가 수행자들)마다 명상 기법, 전문지식, 성과가 크게 다르다는 데 적이 놀랐다. 모두가 '더욱 높은 수준의 의식'을 추구했지만, 구체적인 방법이 제각기 달랐다. 누구는 완전한 휴식, 이완된 몸, 완전한 각성, 이완된 마음을 추구했고, 누구는 강인한 신체훈련을 추구했으며, 누구는 특정 기능(예를 들어 호흡)을 제어하는 데 집중했다. 엄격한 원칙과 오랜 훈련은 결과의 차이를 더욱 확대했다. 도대체 누가 전문가이고, 그 전문지식을 어떻게 평가할 것인가? 다행스럽게도, 과학적 관점에서 볼 때 마하리시 마헤시라는 요기가 개발한

T.M.이 '상당히 균일한 조건하에서 수행되는 단순명료한 요가 기법'으로 인정되었다.

T.M.은 요가 구루인 마하리시 마헤시에게 많은 빚을 졌다. 그는 인생 초기에 물리학을 공부했고, 멘토인 스리 구루 데바의 가르침을 받은 후 (비본질적이라고 여기는) 요가의 특정 요소들을 제거했다. 그러고는 인도를 떠나 (서구인들이 쉽게 이해할 수 있는) 개정된 요가 형태를 전파하며, 강사를 양성하는 단체를 설립하여 자신의 기법을 가르쳤다. 그의 방법은 강렬한 집중력을 요구하지 않으며, 여하한 형태의 엄격한 정신적·신체적 제어를 요구하지도 않는다. 결과적으로, 사실상 모든 사람들이 단기양성과정을 거친 후 쉽사리 명상을 할 수 있게 되었다.

T.M.은 놀라우리만치 단순한 기법을 수반한다. 훈련받은 강사는 당신에게 은밀한 단어나 소리나 구절(이를 만트라mantra라고 한다)을 제공하고, 아무에게도 알려주지 말라고 한다. 만트라는 개인에게 알맞도록 선택되었으며, 묵시적으로 '인지된다'고 한다. 강사에게서 만트라를 제공받은 명상자는 편안한 자세로 앉아 만트라를 마음속으로 되뇌는데, 그 목적은 잡념distracting thought을 억제하는 것이다. 강사는 명상자에게 "수용적 태도passive attitude를 취하고, 다른 생각이 떠올라 몰입이 방해될 때마다 만트라로 되돌아 가라"고 조언한다. 명상자는 매일 아침 (일반적으로 아침을 먹기 전에) 20분 동안 명상을 한다. 우리는 마하리시 마헤시의 기법을 명상-요가의 모델로 사용하여, 명상 효과가 혈압과 그 밖의 생리기능에 미치는 영향을 이해했다.

　　나는 임상 연구를 시작하기 전에 마하리시를 만나 '만약 연구결과가 T.M. 보급 활동에 악영향을 미치더라도 연구에 아무런 이의를 제기하지 않겠다'는 약속을 받아냈다. 긍정적인 결과가 나올 거라고 확신한 듯 그는 모든 결과를 흔쾌히 받아들이겠노라고 약속했다. 일단 명상을 과학적으로 연구하기로 결정한 후, 참가자들을 모집하는 데는 아무런 문제가 없었다. 그도 그럴 것이, 마하리시의 추종자들이 "우리가 하는 일은 우리 자신은 물론 인류에게 유익하다"고 굳게 믿었기 때문이다. 더욱이 당시에는 'T.M을 수행하는 동안 무슨 일이 일어나는가'에 관한 문헌이 전혀 출판되어 있지 않았다. 나는 하버드 인간연구위원회의 승인을 받음과 동시에 참가자들에게서 서면동의서를 받았다.

참가자 중에는 T.M.협회에서 일하는 사람들이 다수 포함되어 있었으며, 그 밖의 참가자 중에는 학생, 수학자, 예술가, 사업가도 있었다. 연령은 17세~41세였고, 명상을 수행하는 시간은 한 시간 미만에서부터 아홉 시간 이상에 이르기까지 다양했지만, 대다수는 2~3시간이었다. 모든 참가자들은 의자에 앉아 측정장치를 부착하거나 삽입하고, 30분간 대기하며 장치에 적응했다. 그런 다음 측정장치가 작동하기 시작하여, 세 가지 단계로 이루어진 과정이 진행되었다: 20~30분간의 조용한 대기단계, 20~30분간의 명상 수행 단계, 20~30분간의 조용한 마감 단계.

## 수면과 명상

시험 결과, 참가자가 명상하는 동안 산소섭취량이 현저하게 줄어드는 것으로 나타났다(그림 10 참조). 2장에서 언급한 바와 같이, 인체를 구성하는 모든 세포들은 영양소를 서서히 태움으로써 음식물 속에 포함된 에너지를 사용한다. 그런데 세포는 영양소를 태우기 위해,

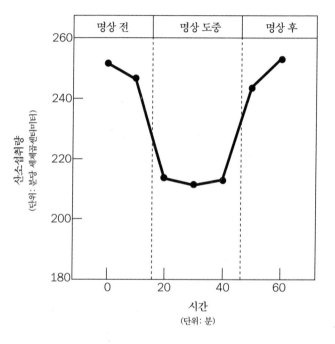

그림 10

이완반응과 관련된 산소섭취량의 변화.
대사율이 현저히 감소한 것을 주목하라.

통상적으로 혈류를 통해 산소를 섭취한다. 산소를 이용하는 개별 세포들의 산소섭취량(대사량)을 모두 합친 것을 인체의 총산소섭취량(또는 총대사량)이라고 한다. 대사와 관련된 생리 변화 중에서 중요한 것은 대사율rate of metabolism이 감소하는 것인데(3장의 그림 9 참조), 그처럼 대사가 감소한 상태(이를 대사저하hypometabolism 상태라고 한다)는 휴식상태restful state라고 할 수 있다. 또 하나의 대사저하 상태인 수면sleep과 마찬가지로, 명상은 신체의 에너지원에 가해지는 부담을 줄여준다.

인간은 여간해서는 대사저하 상태에 도달하지 않는데, 그 이유는 대사저하 상태의 산소섭취량이 의자에 조용히 앉아 있거나 침대에 누워 있을 때보다 적기 때문이다. 사실, 대사저하에 이를 수 있는 조건은 극소수밖에 없는데, 그중 하나는 수면이고 다른 하나는 동면hibernation이다. 명상을 수행하는 동안 산소섭취량이 유의미하게 감소하므로, 처음에는 인간의 산소섭취량 감소가 미지의 동면유사반응hibernation-like response에 기인한다는 주장이 제기되었다. 동면이 일어나고 있는지 여부를 판별하는 방법 중 하나는, 신체의 직장체온rectal temperature을 측정하는 것이다. 동물이 동면하는 동안에는 직장체온이 감소하지만, 인간이 명상을 수행하는 동안에는 직장체온이 감소하지 않는 것으로 나타났다. 그렇다면 명상자들이 동면을 한 것은 아니라는 이야기가 된다.

이번에는 명상과 수면을 비교해 보자. 명상과 관련된 생리변화가, 또 하나의 대사저하 상태인 수면 중 생리변화와 똑같을까? 결론적으로 말해서, 수면과 명상 사이에는 유사점이 거의 없다. 물론 수면 중이나 명상 중에는 산소섭취량이 줄어든다. 그러나 수면과 명상 도중의 산소섭취량 감소율에는 현저한 차이가 있다. 즉, 수면 도중에는 산소섭취량이 서서히 점진적으로 감소하여, 4~5시간이 지나면 깨어 있을 때보다 약 8퍼센트 감소한다. 그러나 명상 도중에는 평균적인 산소섭취량이 10~20퍼센트 감소하며, 그 변화도 불과 3분 만에 일어난다(그림 11 참조). 사람이 명상 이외의 방법으로 그만한 산소섭취량 감소를 유도하는 것은 불가능하다. 예컨대 만약 당신이 숨을 참더라도, 당신 몸속 조직은 숨을 참는 것과 무관하게 가용산소를 지속적으로 사용한다. 따라서 당신이 숨을 참더라도 섭취하는 산소량에는 아무런 변화가 없다.

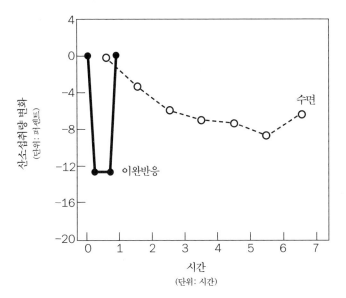

그림 11

. . . . . . . . . . . . . . . . . . . . . . . . . . . . . . . . . . . . . . . . . . . . . . . . . . . . . . . . . . . .

이완반응과 수면 도중에 일어나는 산소섭취량 변화 비교. 이완반응 시의 대사량 감소는 반응이 촉발되는 동안 지속된다.

4 — 이완반응의 효과와 유발 수단들

명상과 수면 간의 또 다른 생리적 차이는 뇌파도를 통해 발견되었다. 명상을 수행하는 동안에는 느린 뇌파(서파徐波)인 알파파의 강도와 빈도가 증가하지만, 수면 도중에는 알파파가 흔히 발견되지 않는다. 알파파의 정확한 의미는 아직 알려지지 않았지만, 앞에서도 지적한 바와 같이 사람들이 이완감을 느낄 때 존재한다. 명상을 수행하는 도중에 나타나는 다른 뇌파 패턴도 수면 도중에 나타나는 뇌파와 크게 다르다. 예컨대 수면이나 꿈과 종종 관련되는 렘운동rapid eye movement(REM)은, 명상 도중에는 거의 기록되지 않는다.

따라서 명상은 수면의 형태도 아니고, 수면을 대체할 수도 없다. 명상이 수면 도중 발견되는 생리 변화 중 일부를 촉발하는 것은 사실이지만, 명상과 수면은 결코 호환 가능하지 않으며, 하나가 다른 하나를 대체할 수도 없다. 사실, 명상자들의 수면습관을 관찰하면, 어떤 사람들은 명상을 수행한 후 더 많은 수면을 취하지만 어떤 사람은 그와 정반대다. 어떤 사람들은 아예 아무런 변화가 없다.

산소섭취량 감소 및 알파파 증가와 함께, 명상을 수행하는 도중에는 젖산lactate의 혈중농도가 현저하게 감소한다(그림 12 참조). 젖산은 골격근의 대사에서 생겨나는 물질로서 특별한 관심거리인데, 그 이유는 불안anxiety과 관련된 것으로 알려져 있기 때문이다. 1967년 워싱턴 의대의 F. N. 피츠 박사와 J. N. 맥루어 주니어 박사는 신경증neurosis 및 빈발성 불안증 환자들을 연구했다. 그들이 환자에게 생리식염수 또는 젖산용액을 주입한 결과(생리식염수와 젖산용액을 똑같이 생긴 병에 넣어, 의사와 환자 모두 어떤 용액을 주입하는지 구별할 수 없도록 했다), 젖산을 주입받은 환자들은 거의 모두 불안증을 경험하는 데 반해, 식염수를 주입받은 환자들 중에서는 일부만이 불안증을 경험하는 것으로 나타났다. 한편 건강한 사람들을 모집하여 젖산을 주입한 결과 그중 20퍼센트가 불안증을 경험하는 데 반해, 생리식염수를 주입했을 때는 불안증을 경험한 사람이 사실상 전무했다.

만약 젖산의 혈중농도 상승이 불안을 초래한다면, 명상 수행자들의 젖산 농도가 하락한다는 것은 그들의 '더 이완되고 덜 불안한 느낌'과 일맥상통한다. 젖산의 혈중농도는 명상을 시작한 지 10분 이내에 신속히 하락한다. 젖산 농도가 하락하는 이유는 불분명하지만,

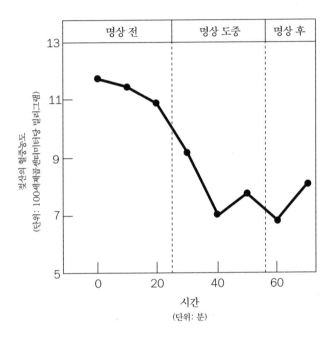

그림 12

이완반응과 관련된 혈중 젖산농도 변화.

교감신경계의 활성 감소와 맥락을 같이한다. 교감신경계는 투쟁-도피반응이 촉발되는 동안 활성화된다.

산소섭취량의 변화는 차치하더라도, 뇌파, 젖산의 혈중농도, 그밖의 측정치들이 '명상 = 교감신경계의 활성 감소와 관련된 고도의 이완상태'라는 개념을 뒷받침한다. 명상을 수행하는 참가자들을 검사해 봤더니, 심박수는 분당 세 번쯤 감소했고 호흡 속도(또는 호흡률)도 감소했다. T.M. 단기코스를 이수한 사람들에게 일어난 이 같은 생리변화는, 15~20년 동안 고강도 명상을 수행한 고도의 숙련된 요가나 선禪 전문가들에게 못지않았다.

젊고 건강한 사람들을 대상으로 실시된 이러한 초기 시험에서 변화하지 않은 게 하나 있으니, 바로 혈압이었다. 혈압은 시험 이전에도, 도중에도, 이후에도 낮았다. 명상을 수행하는 동안 혈압은 변하지 않았지만, 명상자들의 혈압이 낮은 상태를 유지한다는 것은 미래 시험의 방향을 제시했다. 그들의 혈압이 낮은 것은, 아마도 명상을 지속적으로 수행했기 때문일 것이다. 만약 이러한 추론이 맞는다면, 명상을 통해 고혈압 환자들의 혈압을 낮출 수 있다는 가능성이 존재했다.

몇 년에 걸쳐 시험이 진행되는 동안, "T.M.에 수반되는 다양한 생리변화들은 투쟁-도피반응에 대항하는 통합적 반응integrated response의 일부이며, T.M.에서만 찾아볼 수 있는 독특한 현상은 아니다"라는 개념이 확립되었다. 사실, 산소섭취량, 심박수, 호흡률, 젖산의 혈중농도가 감소한다는 것은, 교감신경계의 활성 감소를 시사하며 대사저하 상태(또는 휴식상태)를 나타낸다. 그와 대조적으로, 교감신경계의 활성 증가와 관련된 투쟁-도피반응의 생리변화는 대사항진 상태hypermetabolic state를 나타낸다.

## 헤스 박사의 결정적 실험

스위스의 노벨 생리의학상 수상자인 월터 R. 헤스 박사는 고양이 뇌의 시상하부 일부를 자극함으로써 투쟁-도피반응과 관련된 변화를 이끌어냈다(그림 8 참조). 더욱이, 헤스 박사는 시상하부의 다른 영역을 자극함으로써, "명상을 수행하는 도중에 측정된 생리변화와 유사한 변화를 일으키는 반응, 즉 투쟁-도피반응의 정반대 반응이 존재한다"는 사실을 증명했다. 그는 이 반응을 에너지지향 반응trophotropic response*이라고 명명하고, 이 반응이 "에너지지향계trophotropic system에 속하는 방어 메커니즘으로서, 과도한 스트레스에 대항하고 회복과정restorative process을 촉진한다"고 설명했다. "헤스가 기술한 '고양이의 에너지 지향반응'은 우리가 기술한 '인간의 이완반응'과 동일하다"는 것이 나의 지론이다. 그러므로 투쟁-도피반응과 이완반응이라는 상반된 반응들은 협응적으로 동시에 발생하는 생리변화들과 관련되어 있으며, 각각 시상하부에 의해 제어된다. 투쟁-도피반응과 이완반응은 상반되므로, 한쪽이 다른한쪽을 억제한다. 우리가 이완반응을 그렇게 중시하는것은 바로 이 때문이다. 즉, 이완반응을 규칙적으로 사용함으로써 투쟁-도피반응의 부적절한 촉발을 상쇄할 수 있기 때문이다.

표 2에는 수많은 기법들이 열거되어 있는데, 그 중 대부분은 이완반응과 동일한 생리변화를 유도하므

---

* 헤스는 이와 상반되는 개념으로, 운동지향 반응ergotropic response을 제시했다.

표 2

이완반응과 동일한 생리변화를 유도하는 다양한 기법들

| 기법/생리적 측정치 | 산소 섭취율 | 호흡률 | 심박수 |
| --- | --- | --- | --- |
| 초월명상 | 감소 | 감소 | 감소 |
| 선禪, 요가 | 감소 | 감소 | 감소 |
| 자율훈련 | NM | NM | 감소 |
| 점진적 이완 | NM | NM | NM |
| 암시된 심층이완을 수반하는 최면 | 감소 | 감소 | 감소 |
| 센틱주기 | 감소 | 감소 | 감소 |

로 이완요법relaxation therapy으로 사용될 수 있다. 그중에서 자율훈련Autogenic Training, 점진적 이완Progressive Relaxation, 암시된 심층이완을 수반하는 최면Hypnosis with Suggested Deep Relaxation, 센틱주기Sentic Cycles는 생소하므로, 잠시 설명하고 넘어가려고 한다.

자율훈련은 독일의 신경학자 H. H. 슐츠 박사가 고안해 낸 여섯 가지 정신운동mental exercise에 기반한 의학적 치료기법으로, 수행자가 헤스의 에너지지향 상

| 알파파 | 혈압 | 근 긴장도 |
|--------|------|-----------|
| 증가 | 강하* | NM |
| 증가 | 강하* | NM |
| 증가 | 엇갈림 | 감소 |
| NM | 엇갈림 | 감소 |
| NM | 엇갈림 | NM |
| NM | NM | NM |

태(스트레스를 덜 느끼는 상태)에 수의적으로 도달할 때까지 하루에 여러 차례 반복되어야 한다. 먼저, 수행자는 조용한 방에 누워 눈을 감는다. 첫 번째 운동은 사지의 중량감에 집중하는 것이다. 두 번째 운동은 사지의 따뜻함을 느끼는 데 집중하는 것이다. 세 번째 운동은 심장박동에 집중하는 것이다. 네 번째 운동은 호흡에 수용적으로 집중하는 것이다. 다섯 번째 운동은 이마가 차갑다는 느낌에 집중하는 것이다. 첫 번째 운동에서부

터 네 번째 운동까지가 이완반응을 가장 효과적으로 유발한다. 훈련과정에서 가장 중요한 것은 '운동에 대한 수행자의 태도가 적극적이거나 강박적이어서는 안 되며, 순응적이라야 한다"는 것이다. 이것을 "수용적 집중passive concentration"이라고 한다.

점진적 이완은 수의근(당신이 의식적으로 제어할 수 있는 모든 근육)의 이완을 강조한다. 이 기법은 수행자가 주근육근major muscle group(팔근육, 다리근육)에 '매우 낮은 수준의 긴장'을 유도할 수 있을 때까지 골격근에 대한 제어를 증가시키는 것을 추구한다. 이 기법을 고안해낸 E. 제이콥슨 박사의 주장에 따르면, 골격근의 수축은 불안신경증anxiety neurosis 등의 질병을 초래하거나 악화시키는 데 반해, 근 이완은 그와 정반대의 생리상태를 유도한다. 점진적 이완은 조용한 방에 누워 수행된다. 수행자는 수용적 태도를 취하는 것이 필수적인데, 그 이유는 심상mental image으로 인해 특히 눈과 얼굴에 미세하나마 측정가능한 근 긴장이 유도되기 때문이다. 수행자는 근육의 미세한 수축일지라도 인식한 후 그것을 회피함으로써, 가능한 한 최고 수준의 완화를 달성해야 한다.

최면은 그 유명세에 비해 아직 이해가 부족한 기

158

법이다. 최면이란 일종의 변형된 의식상태altered state of consciousness를 말하며, 암시suggestion에 대한 감수성receptiveness이 증가함으로써 인위적으로 유발되는 것이 특징이다. 그러므로 최면에 걸린 피최면자는 최면사의 암시에 반응하여 뜨겁다고 느끼거나, 팔을 들어 올리거나, 통증을 무시하거나, 일시적으로 모든 기억을 상실하거나, 이완되었다는 느낌을 받는다. 최면유도 절차에는 통상적으로 이완과 졸음 암시(자기최면을 위한 자기암시), 눈 감기, 편안한 자세 취하기가 포함된다. 유도절차에 이어, 요망되는 정신행동(또는 신체행동)을 위해 적절한 암시가 주어진다. 지금까지는 최면상태의 특징을 나타내는 특이적인 생리변화를 발견하는 것이 불가능했으며, 생리변화는 '암시된 상태가 무엇인가'에 따라 다르게 나타났다. 예컨대, 최면을 통해 심층 이완deep relaxation이라는 암시된 상태가 달성되었을 때, 이완반응에 의해 유도되는 생리변화가 촉발되었다.

센틱주기는 정신생리학 연구자이자 재능있는 피아니스트 맨프레드 클라인즈 박사가 고안해낸 것으로, 정서적 상태emotional state와 예측 가능한 생리변화predictable physiologic change 간의 관계를 입증했다. 센틱주기는 여덟 가지 센틱상태(또는 자기유도적 정서적 경험)로 구성되어 있다. 클라인즈가 사용한 일련의 상태는 무감정, 분노, 혐오, 슬픔, 사랑, 섹스, 기쁨, 존경으로 이루어져 있다. 예컨대 수행자는 분노라는 상태를 생각함으로써 센틱주기를 시작한다. 녹음기에서 째깍 소리가 들릴 때마다, 수행자는 피아노 건반과 비슷한 키를 누름으로써 반응한다. 이때 건반을 누르는 압력은 도표에 기록된다. 클라인즈는 다양한 신체기능을 연속적으로 측정한 결과, 수행자가 다양한 정서 상태를 경험하고 그에 반응할 때마다 '현저하게 다르지만 예측 가능한 생리 변화'를 보인다는 사실을 발견했다. 여섯 가지의 제안된 상태 중에서, 존경, 사랑, 슬픔을 상상적으로 경험할 때, 수행자는 이완반응이 촉발하는 것과 일치하는 생리 변화를 보이는 것으로 밝혀졌다.

"이완반응은 이완 요법의 맥락에서 사용될 수 있을 뿐만 아니라, 시대를 초월한 인류 문화의 일부"라고 나는 믿는다. 나는 다음 장에서, 이완반응을 촉발하기 위해 오랫동안 활용된 수행 방법과 그에 대한 주관적 설명을 기술함으로써 이러한 개념의 역사적 측면을 고찰할 것이다.

**5**

─────────── **이완반응의 역사적 고찰**

이완반응에 수반하는 생리변화는 소위 변형된 의식상태altered state of consciousness와 관련되어 있다. '변형된 의식상태'라는 용어는 최근 몇 년 동안 수십 권의 책과 (『정신생리학』부터 『뉴욕타임스 매거진』에 이르기까지 다양한 잡지에 게재된) 수백 편의 논문에 등장하며 점점 더 유명해 졌다. 사람이 변형된 의식상태하에서 경험하는 것으로 알려진 감정 중에는, 황홀경ecstasy, 숭고한 존재와의 일체감, 무아지경, 평정심, 또는 이 모든 감정들이 총망라된 상태가 있다.

변형된 의식상태에서는 정말로 어떤 일이 일어

날까? 흔히 의식이라고 할 때 우리는 한쪽 끝에 '깊은 무의식'이 있고 반대쪽 끝에 '비범한 감수성'이 있는 연속체continuum를 생각하기 쉽다. 그 연속체는 혼수coma에서부터 수면을 거쳐, 졸음, 각성alertness, 초각성hyperalterness에 이른다. "이 연속체상에 존재하는 의식 수준 중 하나가 이완반응과 관련되어 있다"는 것이 나의 지론이다. 내가 그것을 변형된 의식상태라고 부르는 이유는 다음과 같다. 첫째, 그것은 우리가 흔히 경험하는 상태가 아니다. 둘째, 그것은 자발적으로 일어나지 않는 것이 보통이다. 따라서 그것은 의식적·의도적으로 촉발되어야 한다.

이완반응과 관련된 변형된 의식상태에 도달하는 방법 중 하나는, 앞장에서 설명한 소위 명상을 수행하는 것이다. 그러나 어떤 사람들은 명상이라는 용어를 이해하기 어렵다. 이들은 명상이라고 하면 이국적인 동양의 종교 집단을 의미하는 컬트나 (깨어 있는 시간의 대부분을, 수도원의 수도실에서 신을 묵상하며 보내는) 기독교 수도승을 떠올리기 때문이다. 로버트 E. 오른슈타인 박사가 자신의 저서 『의식심리학』에서 지적한 바와 같이, "서구의 비인격적·객관적인 과학적 접근방법은 논리와 분석을 배타적으로 강조하기 때문에, 대부분의 사람으로 하여금 (직관적인 게슈탈트*적 사고방식gestalt mode of thought에 기반을 두고 있는) 다른 심리학을 생각하기조차 어렵게 만든다." '변형된 의식에 도달한다'는 개념은, 심오한 철학적·종교적 의식을 수반하는 신비로운 경험을 연상시키므로 컬트와 너무나 비슷하게 느껴진다.

## 예로부터 전해 내려오는 지혜

이완반응과 관련된 변형된 의식상태는, 동서고금을 막론하고 모든 문화에서 경험되어 왔다. 변형된 의식상태와 관련된 감정은 다분히 주관적인 것으로, 어떤 사람들은 그것을 "황홀하고, 통찰력 넘치고, 아름답고, 느긋한 느낌"으로 기술해 왔다. 어떤 사람들은 "세상에 대한 편안함, 마음의 평화, (격렬한 운동을 한 후에 경험하는) '피로를 떨쳐버린 웰빙감'을 느낀다"고 했다. 대부분의 사람

---

* 자신의 욕구나 감정을 하나의 의미 있는 전체로 조직화하여 지각한 것.

들은 자신의 느낌을 "즐거운 경험"이라고 기술했다. 그러나 엄청나게 다양한 기술에도 불구하고, 그 이면에는 세속적 감각과 일상적 존재감을 뛰어넘는 보편적 감정이 도사리고 있는 것 같다. 많은 저자가 동양과 서양의 신비주의 사이에 유사성이 있음을 지적하고, 인간의 마음속에 존재하는 특정한 충동impulse의 보편성을 강조했다. 사실, 상이한 명상적 배경을 가진 수행자들의 주관적 설명은 종교적·역사적·철학적 저술에 기술된 수많은 경험들과 비슷하다. 나는 이 장에서 다양한(주로 종교적인) 문헌들에서 기술된 방법들(그런 방법 중에는 수천 년의 역사를 지닌 것도 있다)을 살펴봄으로써, 이완반응이 역사를 통틀어 끊임없이 경험되어 왔음을 증명할 것이다. 주된 목표는 그런 경험(또는 반응)을 촉발하는 데 필요한 특정한 요소들을 인용함으로써, 예로부터 전해 내려오는 변형된 의식상태의 보편성을 설명하는 것이다.

나의 이러한 접근 방법을, 종교나 철학을 기계론적으로 바라보려는 시도로 해석해서는 안 될 것이다. 초월적 경험에 도달하려는 모든 수행의 궁극적 목표는, 철학이나 종교의 목표와 본질적으로 다르지 않기 때문이다. 예컨대 13세기 벨기에의 신비주의자인 루이스브

렉의 요한John of Ruysbroeck은 다음과 같이 말했다.

내적 수련inward exercise은 인간이 신과의 영적 일체감을 느끼게 해 준다. 누구든 내적 수련을 통해 보이지 않는 신의 세계에 자유롭게 올라갈 수 있다. 오로지 신의 영광을 추구하는 사람은 신의 자비로움을 맛볼 수 있으며, 신과의 진정한 일체감을 느낄 수 있다. 인간의 내적·영적 삶은 그런 일체감 속에서 비로소 완전해진다. 이러한 일체감 덕분에 바람직스러운 능력이 새롭게 생겨나, 새로운 내적 활동을 더욱 촉발한다. 새로운 내적 활동이 일어날 때마다 인간의 영혼은 한 단계 상승하여 새로운 일체감을 느끼게 된다.

또는 불교의 가르침에 따르면, 인간은 명상 수련을 통해 완벽한 무아지경을 깨닫고 경험함으로써 번뇌의 고리를 끊고 평정의 상태에 도달하게 된다. 그러나 그런 변형된 의식상태는 어느 한 가지 철학적·종교적 신념에 의존하지 않는다. 현대 심리학의 아버지 중 한 명인 윌리엄 제임스는 『종교적 경험의 다양성』에서 다음과 같은 견해를 피력했다.

진실을 말하자면, 확장성, 일체감, 해방감과 같은 신비로운 느낌에서는 특이적이고 독창적인 지적 내용intellectual content을 눈곱만큼도 찾아볼 수 없다. 철학과 신학은 특별한 정서적 기분emotional mood을 공유하며, 그러한 느낌을 제공할 수 있는 철학과 신학은 이루 헤아릴 수 없이 많다.

기독교 신비주의자들도 자신의 저술에서 수많은 명상 기법들을 언급했지만, 자신의 경험과 기법들을 절대시하지 않고 하나의 사례일 뿐이라고 강조했다. 한 익명의 수도승은 14세기에 나온 『무지의 구름』에서 다음과 같이 말했다.

노동이 위대하다고 생각한다면, 특별한 방법, 트릭, 개인적 기법, 영적 장치를 개발해냄으로써 상념들을 물리치려고 노력하라. '신이 주신 방법들'은 이 세상의 어느 누구보다도 당신 자신의 경험을 통해 배우는 것이 최선이다. 내가 이 책에서 소개하는 방법은, 그런 특별한 방법들 중에서 내가 나름 최선이라고 여기는 방법일 뿐이다. 그러므로 당신이 원한다면, 내가 소개하는 방법을 시험

삼아 사용하고 미진한 점이 있다면 개선하라.

그러므로, 초월의 경험을 촉발하는 데 필요한 요소들을 선별하는 과정에서 '특정한 전통'을 무조건 옹호하는 것도 잘못이지만, '어떤 개인에게 특별한 의미가 있는 수행법'을 덮어놓고 무시하는 것도 잘못이다. 다양한 경험과 방법 덕분에, 당신은 무수한 방법 중에서 자신의 목적에 가장 부합하는 것을 찾아낼 수 있다. 윌리엄 제임스가 지적한 것처럼, "특정 종교에 귀의하는 것은, 일체감에 이르는 여러 가지 방법 중 하나일 뿐이다. 내면의 불완전성을 치유하고 내면의 불일치를 제거하는 과정은 일반적인 심리 과정이며, 특정 종교의 전유물이 아니다."

## 명상의 네 가지 기본요소

우리가 이완반응이라고 부르는 것에 대한 설명 중 대부분은 매우 개인적이고 독특한 경험에 대한 주관적 기술subjective description이다. 그러나 문화적 배경과 무관하게, 이완반응이 촉발되는 과정의 근저에는 네 가지 기본 요소가 존재하는 것 같다.

첫 번째 요소는 조용한 환경quiet environment이다. 명상자는 내적 자극internal stimuli뿐만 아니라 외적 산만함external distraction의 스위치도 꺼야 한다. 조용한 방이나 기도실이 적당하다. 자연 신비주의자들은 야외에서 명상을 했다.

두 번째 요소는 (정신적 장치인) 하나의 대상에 몰입하기an object to dwell upon다. 하나의 대상에 몰입한다는 것은 '특정한 단어나 소리 반복하기', '하나의 상징물 응시하기', '특별한 감정에 집중하기'가 될 수 있다. 예컨대 하나의 음절로 이루어진 단어를 반복하는 데 주의를 기울이면 정신이 맑아진다. 정신이 맑아진 후 다시 잡념이 떠오를 때 그런 단어를 다시 반복하면, 다른 생각을 떨쳐버리는 데 도움이 된다.

세 번째 요소는 수용적 태도passive attitude다. 수용적 태도란 명상자의 마음속에 있는 생각과 잡념들을 모두 비우는 것을 말한다. 수용적 태도는 이완반응을 촉발하는 데 가장 필수적인 요인인 것 같다. 생각, 심상, 감정은 의식의 흐름을 따라 표류할 수 있는데, 명상자는 그런 데 신경 쓰지 말고, 마음 가는 대로 내버려 둬야 한다. 명상자는 '내가 얼마나 잘하고 있지?'라고 걱정하지 말아야 한다.

네 번째 요소는 편안한 자세comfortable position다. 명상자는 (최소한 24시간 동안 동일한 자세를 유지할 수 있는) 편안한 자세를 취해야 한다. 통상적으로 앉아 있는 자세가 권장된다. 다양한 형태의 기도에서 채택된 '앉아 있기', '무릎 꿇기', '쪼그리고 앉기', '전후좌우로 흔들기' 자세는 명상자가 잠드는 것을 막기 위해 진화한 거라고 생각된다. 수면은 바람직한 '변형된 의식상태'가 아니다. 다만 명상자가 누워 있을 경우 이상의 네 가지 요소들이 수면을 유도할 수 있다.

이상의 네 가지 요소들을 설명한 책의 저자 중에서 제일 먼저 살펴볼 사람들은 기독교 계통의 작가인데, 그들 중 대부분은 신비주의자로 일컬어져 왔다. 그러나 신비주의mysticism라는 용어는 중세 이전까지 흔히 사용되지 않았다. 그들이 쓴 책의 주제는 명상이었고, 명상의 종착점은 '신과의 직접적인 합일direct union with God'이었다.

먼저, 명상의 원조인 성아우구스티누스(354~430년)

에서부터 시작하기로 하자. 그는 최초의 신학논쟁 기간 동안 글을 썼는데, 이 시기는 나중에 서구문명화의 출발점으로 기록되었다. 성아우구스티누스에게 있어서 명상의 대상은 변하지 않는 것, 즉 "불변의 빛인 하나님"이었다. 돔 구스버트 버틀러가 쓴 『서구의 신비주의』를 보면, 성아우구스티누스는 (후세의 기독교 신비주의자들과 달리) 자신의 경험을 '신과의 합일'이라고 규정하지 않고, 그 대신 일종의 영적 접촉spiritual contact이라는 개념을 제시했다.

성아우구스티누스에 따르면 명상을 위한 준비 단계는 묵상recollection인데, 이 용어는 이후 많은 기독교 신비주의자들에 의해 사용되었으며 수용적 태도라는 개념과 일맥상통한다. 묵상이란 일종의 추상화abstraction* 행동으로, 생각(기억)의 편린들을 긁어모아 정돈함으로써 정신을 집중하는 것을 말한다. 묵상의 목적은, 외부의 잡념에 대해 마음의 문을 닫음으로써 정신적 고독mental solitude에 이르는 것이다. 명상의 준

---

\* 주어진 문제에서 중요하고 관련성 높은 부분들을 추출하여, 간결하고 이해하기 쉽게 만드는 작업.

비 단계인 묵상을 제대로 이해하려면, 성아우구스티누스가 쓴 『고백록』의 다음 구절을 읽어보라.

> 죽을 수밖에 없는 인간임에도 불구하고, 기억의 힘과 삶의 욕망은 어찌 이리도 큰지요. 이제 나는 어떻게 해야 할까요, 나의 진정한 삶인 하느님이시여! 나는 기억의 힘을 뛰어넘어 나아갈 것입니다. 반드시 그것을 뛰어넘어 당신에게 나아갈 것입니다. 오, 나의 달콤한 빛이시여!

성아우구스티누스의 저술은 자신의 강렬한 개인적 경험을 기술한, 가슴 뭉클한 연대기다. 후세의 기독교 신비주의자들은 자신의 주관적 경험을 기술함과 동시에 명상의 다양한 요소들을 제시하며, 독자들이 자신들과 마찬가지로 특별한 의식상태에 이르기를 바랐다.

14세기에 저술된 것으로 보이는 『무지의 구름』에서, 저자는 (영혼·사랑·의지의 측면에서 신과 합일되기를 원하는) 모든 사람들에게 실용적인 조언을 제공했다. 수도승인 저자가 익명을 고집한 이유는, 이단으로 몰릴까 두려웠기 때문일 가능성이 가장 크다. 그는 '독립적 탐구'와

'개인적 경험'이 허용된 종교를 믿었는데, 당시에만 해도 그런 신앙은 교회의 핍박을 받았다. 그는 자신의 책에서 "인간은 무아지경에 이름으로써 신에 대한 완전한 지식을 얻는다"고 말했다. 그는 책의 제목을 언급하며, 수용적 태도를 "모든 잡념을 덮거나 잊는 방법"이라고 기술했다. "잡념들을 두꺼운 망각의 구름으로 뒤덮으려 노력하라. 그런 생각들은 당신은 물론 어느 누구에게도 도움이 되지 않는다. 그러므로 잡념이 계속 떠오른다면, 지속적으로 억눌러야 한다."

익명의 수도승은 한걸음 더 나아가 '몰입하기의 요소'에 대해 언급하며, 독자들에게 "명상을 수행하기 위해 특별한 방법, 트릭, 개인적 기법, 영적 장치를 개발할 수 있다"고 조언했다. 그가 제안한 한 가지 방법은 "신God"이나 "사랑love"과 같은 단음절어를 사용하는 것이다.

당신이 선호하고(또는 좋아하고) 취향에 맞는 것을 선택하라. 단음절어라면 뭐든 상관없다. 그리고 무슨 일이 있어도 잊어버리지 않도록, 그 단어를 마음 깊이 새겨둬라. 당신의 마음이 평화롭든 혼란스럽든, 그 단어는 당신의 방패와 창이 될 것이다. 그 단어만 있으면, 당신의 머리 위에 드리운 구름과 암흑을 걷어낼 수 있을 것이다. 그 단어만 있으면, 당신은 온갖 생각을 부숴 망각의 구름 아래로 밀어넣을 수 있을 것이다.

14세기 독일에서는 수많은 신비주의자들이 배출되었다. 『무지의 구름』에서와 마찬가지로, 그들이 신봉하는 신비주의의 핵심은 '개인은 완벽한 고독의 상태에서 신과 직접 교통交通할 수 있다'는 믿음이었다. 이러한 '신과의 독대獨對'라는 교리를 정립한 인물이 마르틴 루터다. 독일의 저명한 신학자이자 철학가인 루돌프 오토는, 1534년 발간된 루터의 『기도하는 간단한 길』이라는 책에 나온 기도법을 간추려 설명했다: "기도란 '진정한 마음의 언어'이자 '내면적 묵상'이며, 기도하는 동안에는 오로지 신에게만 집중해야 한다. 그러한 기도를 준비하려면, 사람은 하나의 대상에 몰입함으로써 수용적 태도를 유지해야 한다. 모든 구속에서 벗어나고 잡념이 침범하는 것을 막아야 하며, 그러기 위해서는 기쁨이 충만해야 한다. 루터가 '몰입의 대상'의 본보기로 제시한 것 중에는 주기도문·십계명·시편의 구절, 또는 예수와 사도 바울이 남긴 수많은 말씀들이 있다."

14세기 익명의 수도사나 마르틴 루터와 마찬가지로, 16세기 수도사인 오수나의 프라이 프란치스코Fray Francisco de Osuna는 '신과의 합일'을 원하는 사람들을 위해 영적 수련법을 발표했다. 그는 자신이 쓴『제3 영성 입문』의 서문에서 성서의 가르침들을 인용하며, 묵상을 일컬어 "신에 대한 지식을 얻을 수 있는 자연스러운 방법"이라고 했다. 프라이 프란치스코에게 명상이란 신에 대한 사랑을 실천하는 행위였다. 그는『제3 영성 입문』의 6장에서, 때때로 광야로 나가는 예수의 습관을 언급하며 조용한 환경을 강조했다.

다양한 수련 방법들의 탁월성을 인정하지만, 더욱 정진하고 싶은 사람들은 묵상에 특히 힘써야 한다. 왜냐하면, 그래야만 예수를 더 잘 모방하고 본받을 수 있기 때문이다. 예수는 광야에 나가 홀로 묵상을 하는 습관이 있었는데, 그런 습관은 하늘에 계신 아버지에게 더욱 은밀하고 영적인 기도를 올리는 데 큰 도움이 되었다.

그는 나중에 조용한 환경이라는 요소를 가리켜

"기도하는 사람의 경건한 영혼에 자연히 깃드는 것으로, 잠들기 전의 고요함과 같다"라고 했다.

16세기의 수도사인 프라이 프란치스코는 "영혼은 의도적·자발적인 생각에 입을 다물고 귀를 막으라"고 기술함으로써 수용적 태도의 중요성을 역설했다.

세상만사의 기본은 고요함이라는 점을 명심해야 한다. 입을 다문 채 어떠한 주제에도 미혹되지 않는 영혼은 (영혼을 타락시키는) 상념에 귀를 막고 (잡념을 유도하는) 감각을 외면해야 한다. 그러므로 이 책에 '입 다묾'과 '귀 막음'이라는 단어가 포함된 것은 당연하다. 입을 다물면 부지불식 중에 튀어나오는 산만한 생각을 억제할 수 있고, 귀를 막으면 일상생활에서 야기되는 경솔한 행동을 미연에 방지할 수 있다.

프라이 프란치스코가 묵상을 위해 제안한 두 가지 몰입 방법은, 응시gazing와 반복적 거부repeated "no"다. 첫째로, 응시란 군중 속에서도 사용할 수 있는 방법이다.

당신은 단순히 눈높이만 낮출 게 아니라, 시선을 땅바닥에 고정해야 한다. 건망증에 걸린 사람이나, 무슨 생각에 사로잡혀 꿈쩍도 하지 않은 채 자기 자신의 존재조차 잊어버린 사람처럼 말이다. 어떤 사람들은 "아예 눈을 감으면, 묵상하기가 더 쉽다"고 말한다. 그러나 다른 사람들과 함께 있을 때 말을 하지 않으려면, 시선을 땅에 고정한 채 망상이나 상상력을 자극하지 않는 곳을 응시하는 편이 더 좋다. 그러므로 심지어 군중 속에 섞여 있을 때도, 시선을 낮춰 한 군데를 응시함으로써 깊은 묵상에 잠길 수 있다. 또한 응시하는 곳이 작거나 어두울수록 시야는 더욱 제한될 것이므로, 정신이 산란될 가능성은 더욱 줄어들 것이다.

둘째로, 반복적 거부란 잡념이 떠오를 때마다 "아니다"라고 되뇌는 것을 말한다.

만약 이 신성한 수련을 통해 묵상에 도달하고 싶다면, 다양한 잡념을 제거하는 아주 간단한 방법을 기억하라. 그 내용인즉, 기도하는 도중에 잡념이 떠오를 때마다 "아니다"라고 중얼거리는 것이다.

오수나의 프라이 프란치스코는 '반복적 거부를 통해 수용적 태도를 유지한다'는 아이디어를 지속적으로 발전시키고 확장했다. 그에 따르면, 묵상하는 도중에 잡념이 떠오를 경우 '이게 어쩌면 하느님의 계시일 수도 있다'는 생각을 떨쳐버려야 한다.

경고하건대, 그 문제를 두 번 다시 생각하지 말아야 한다. 그럴 경우 묵상을 크게 해칠 수 있으므로 명상에 걸림돌이 될 뿐이다. 그러므로 "아니다"라는 빗장으로 마음의 문을 단단히 걸어 잠가라. 마음의 문을 닫아야만(여기서 '문'이란 감각을 의미한다), 당신의 영혼이 주님을 영접할 수 있다……. 물론, 당신은 "하느님의 계시를 거부하는 것은 잘못"이라고 의문을 제기할 수 있다. 그러나 하느님은 (당신이 알 수 없는) 모종의 다른 방법으로 찾아오신다."

프라이 프란치스코의 묵상에 관한 글은 아빌라의 성녀 테레사에게 엄청난 영향을 미쳤다. 1562년, 그녀는 동료 수녀들에게 '묵상의 습관'에 대한 가르침을 주기 위해 『완전에 이르는 길』을 발표했다.

주여, 이 기도법을 모르는 이들에게 이 방법을 직접 가르쳐 주소서. 고백하오니, 당신께서 제게 이 방법을 가르쳐주실 때까지, 저 자신조차 만족스러운 기도법을 모르고 있었나이다.

성녀 테레사에 따르면, 영혼은 수용적 태도를 통해 세속적인 것들을 초월할 수 있다.

······ 영혼은 수용적 태도를 통해 스스로 더욱 숭고한 영역에 도달한다······. 영혼은 외부의 대상들이 들어오지 못하도록 문(감각)을 걸어잠그며, 이러한 태도를 취한 사람들은 거의 언제나 눈을 감고 기도한다······. 수용적 태도는 세속적인 것들을 생각하지 않으려는 노력의 일환이기 때문이다.

어떤 사람들은 순수한 명상pure contemplation을 '침묵 속의 기도'라고 부르지만, 성녀 테레사는 구송기도vocal prayer를 통해 더 높은 단계의 명상에 도달할 수 있다고 주장했다. 한 지인은 그녀가 정신적 기도mental prayer를 하지 않는다는 사실에 크게 당혹스러워했다.

그녀는 늘 구송기도를 했고, 그 원칙에 충실함으로써 모든 것을 이루었다. 침묵 속에서 기도할 때는 너무나 많은 잡념이 떠올라 견딜 수 없어 했다. 그러나 정신적 기도라면 어땠을까? …… 어쨌든 내가 보는 견지에서, 그녀는 주기도문을 충실히 낭송한 끝에 순수한 명상에 도달했다.

그리스 반도의 아토스산을 여행하면, 13세기 이후 본질적으로 변한 게 없는 수도원들을 아직도 발견할 수 있다. 아토스산의 원시 기독교는 동서양의 교회들이 분리되던 당시의 동방정교를 대변하고 있다. 1950년대 후반, 세 명의 연구자들이 아토스산에서 생활하는 수도승들의 삶을 기록했다. 그중 한 명인 니콜라스 신부는 은둔자hermit들의 생활상을 논의하며, 세상에서 고립된 후 그들 자신의 심신에서 정수精粹가 추출된 과정을 다음과 같이 설명했다.

세상에서 멀리 떨어진 수도원에서 여러 해 동안 생활하다 보면, 외톨이가 된 자신과 직접 대면하여 심신을 제어해야 하는 어려움에 직면하게 된다. 인간의 마음은 방랑자나 다름없어 종잡을 수가 없기 때문이다. 기도를 하려면 마음을 비워야 하지만, 당신의 머릿속에서는 온통 상념이 꼬리에 꼬리를 물고 일어나 와글거리며 집중을 방해한다. 모든 악덕과 열정과 과오를 아무리 사소할지라도 끄집어내 정죄定罪하는 것도 모자라, 당신은 온갖 상념들까지도 낱낱이 색출해야 한다. 자아의 심연에 자리 잡은 가장 심오한 침묵에 도달하려면, 먼저 당신의 주변에 엄청나게 조용한 환경을 조성해야 한다. 당신에게 허용된 것은 지속적인 기도와 반복적인 찬미송讚美頌뿐인데, 기도와 찬미송의 목적은 하느님의 존재를 확인하는 게 아니라 그분을 영접하는 것이다. 그러나 당신의 '비좁은 몸' 속에, (언제든 도망치려고 기회를 노리는) '한량없는 영혼'을 가둬두기란 쉽지 않다. 그게 바로 운둔자의 삶이다.

찬미송(하느님을 찬미하는 어구의 반복)이란 기도의 일종이며, 그 대표적 사례로는 마음의 기도Prayer of the Heart와 예수의 기도Prayer of Prayer가 있다. 그것은 헤시카즘Hesychasm의 한 가지 방법인데, 헤시카즘이란 아토스산에서 발달하여 러시아 신비주의에서 채택되었다.

마음의 기도는 러시아 수도원에서 종종 명상의 방법으로 사용되었으며, 독실한 평민들, 특히 가난한 농민들 사이에서도 애용되었다. 마음의 기도의 철학적 기원은 그리스인들과 성그레고리팔라마스까지 거슬러 올라가는데, 팔라마스는 "인간은 육신과 마음이 정화된 후 직관적 지혜intuitive wisdom(아담과 이브가 에덴동산에서 추방되기 전의 지혜)를 되찾을 수 있다"고 믿었다. 반복적 기도는 수용적 태도를 통해 마음을 정화하여, 모든 상념·심상·열정을 깨끗이 제거한다. 그리스정교회 신부와 비잔틴 영성Byzantine spirituality을 대표하는 거장들의 저술을 집대성한 『필로칼리아*Philokalia*』에는 마음의 기도에 관한 글들이 차고넘치며, 명상의 네 가지 요소인 '조용한 환경', '적절한 자세', '하나의 대상에 대한 몰입', '수용적 태도'가 모두 발견된다.

혼자 앉아서 침묵하라. 고개를 숙이고, 눈을 감고, 부드럽게 숨을 내쉬며, 당신의 심장을 들여다보고 있다고 상상하라. 숨을 내쉴 때 이렇게 말하라. "주 예수 그리스도님, 저에게 자비를 베푸소서." 입술을 부드럽게 움직이거나, 마음속으로 그렇게 말하라. 다른 생각들은 모두

제처놓으려 노력하라. 차분히 인내심을 갖고, 이 모든 과정을 매우 자주 반복하라.

또한, 팔라마스는 호흡의 리듬에 맞춰 기도할 것을 주문했다.

형제여, 우리가 어떻게 어떻게 호흡하며, 어떻게 공기를 들이마시고 내뿜는지를 그대는 알고 있다. 육신의 삶은 호흡에 기반하며, 육신의 온기도 호흡에 의존한다. 그러므로 수도실에 앉은 채 마음을 모아 기도氣道 깊숙이 밀어넣은 다음, 들이마신 공기와 함께 심장으로 보내라. 마음과 공기를 심장에 간직하되, 침묵을 지키지 말고 다음과 같이 기도하라: "주 예수 그리스도, 하느님의 아들이시여! 저에게 자비를 베푸소서." 포기하지 말고 꾸준히 반복하라. 그러면 마음이 헛된 꿈에 물들지 않으므로, 적의 유혹에 넘어가지 않고 하나님의 소망과 사랑을 맛보게 될 것이다.

유대 문학에서도 명상 훈련을 묘사한 대목을 찾아볼 수 있다. 다른 종교 문학과 마찬가지로, 유대 문학의 궁극적인 목표는 신과의 합일이다. 유대교에서 최초로 나타난 신비주의 형태는 머카볼리즘Merkabolism인데, 그 기원은 1세기경인 제2차 성전시대Second Temple로 거슬러 올라간다. 이 종파가 수행한 명상에는 다양한 형태의 고행asceticism이 포함되어 있는데, 그중에는 단식fasting도 포함된다. 머카볼리즘의 명상 수행은 '신체자세의 유지'와 '찬송 및 주술적 상징magic emblem에의 몰입'에 초점을 맞췄다. 명상자들은 머리를 무릎 사이에 넣은 채 나지막이 찬송을 부르며, 주술적 상징을 띤 이름을 반복적으로 불렀다. 상징적인 이름을 되뇌는 행동은 대상에 몰입하는 방법일 뿐 아니라, 잡념을 쫓고 "마귀와 나쁜 천사들을 물리치는" 주문이기도 했다. 명상자들은 이러한 과정을 통해 황홀경에 이르렀는데, 유대 신비주의학자 게르숌 G. 숄렘은 이를 가리켜 "심오한 자기망각 태도attitude of deep self-oblivion"라고 했다.

유대교의 신비주의 기법에 대한 저술은 13세기에 쏟아져 나왔다. 많은 수련법들이 신의 이름에 몰입하거나 그것이 적힌 문서를 들여다보며 명상에 잠기는 데 치중했다. 랍비 아불라피아는 여호와의 이름을 구성하는 히브리어 알파벳이 적힌 문서를 들여다보며 명상에 잠기는 신비주의 체계를 발달시켰다. 그가 제시한 신비주의 이론의 목표는 "옭아맨 매듭을 풀어, 영혼을 삶의 질곡에서 해방하는 것"이었다. 감각지각sensory perception과 감정이 규정한 틀에 갇혀 있는 영혼은, 그 삶이 유한할 수밖에 없다. 그도 그럴 것이, 틀이란 유한함을 전제로 하는 개념이기 때문이다. 그러므로 인간에게는 (영혼의 앞길을 가로막지 않고 열어주는) 더 높은 단계의 지각이 필요하며, 그런 지각에 도달하려면 절대적인 '명상의 대상'이 필요하다. 랍비 아불라피아가 여호와의 이름이 적힌 문서를 명상의 대상으로 삼았던 이유는, 그 이름이 절대적이기 때문이었다. 알파벳 자체에는 아무런 구체적 의미도 없지만, 그것으로 구성된 이름은 존재의 의미와 총체성을 반영한다.

게르숌 G. 숄렘에 따르면, 아불라피아의 가르침은 요가의 가르침과 비슷한 특징을 갖고 있다.

인도의 신비주의자들이 추종하는 요가라는 체계는 고대 인도의 영적 수련법에서 기원하는데, 아불라피아의 가르침은 쉽게 말해서 '유대판 요가'라고 할 수 있다. 비슷한 점은 무수히 많지만 하나만 예로 들면, 아불라피아 체계에서 중요한 역할을 수행하는 것 중 하나는 호흡법인데, 호흡법은 인도의 요가에서 가장 발달되어 있다. 요가에서는 호흡법을 정신 훈련의 가장 중요한 장치로 간주한다. 그리고 아불라피아는 특정한 신체 자세, 특정한 자음과 모음의 조합, 특정한 형태의 암송에 대한 규칙을 제정했는데, 이 역시 요가와 매우 비슷하다. 특히 그의 책『마음의 빛』에 나오는 구절 중 일부는 '요가에 대한 유대주의적 논문'이라는 인상을 준다. 아불라피아의 가르침이 요가와 유사한 점은, 심지어 황홀경을 맛보는 방법 중 일부에서도 역력히 드러난다.

동양의 경우, 명상 훈련은 종교뿐 아니라 문화적 전통의 구석구석에 스며들어 있다. 영문학자 캐롤린 스퍼지온은 '영국 문학의 신비주의'에 관한 에세이에서, 동서양 신비주의의 흥미로운 차이점을 지적했다. 그녀에 따르면, 서양의 신비주의는 고대 그리스인들의 '자연미 사랑'에서 비롯되어 기독교 신앙의 가르침을 통해 완전히 성장했다고 한다. 기독교의 가르침은 육화incarnation라는 교리에 초점을 맞추는데, 육화란 '신이 인간의 모습으로 세상에 나타난다'는 뜻이다. "이런 점에서 볼 때, 서양의 신비주의적 사고가 인간적인 것과 자연적인 것을 모두 포용하여 인간의 사랑 및 지성과 자연계를 설명하게 된 것은 당연한 귀결이다"라고 스퍼지온은 결론지었다. 그에 반해 동양의 신비주의에서는 소위 인간다움humanness를 영적 진보spiritual ascent를 방해하는 요인으로 간주한다. 동양의 신비주의는 순수한 혼의식soul-consciousness을 강조하며, "절대적 자유에 이르기 위해서는 육신을 절멸絶滅하고 그 실재성을 부인해야 한다"고 주장한다.

요가는 인도의 역사를 관통하는 전통으로 이어져 내려왔다. 그것은 하나의 철학일 뿐만 아니라, 인도의 문화를 구성하는 수많은 관행과 신념들에 영향을 미쳤다. 미르차 엘리아데는 동양의 많은 종교와 철학(바라문교Bramanism, 베다의 우파니샤드Upanishads, 힌두교, 불교, 탄트라교Tantrism 등 이루 헤아릴 수 없이 많다)에 스며든 요가의 교리와 방법을 추적했다. 엘리아데의 정의에 따르면, "요가는 범위가 너무 넓은 까닭에 특별한 종교나 철학의 틀로 규정할 수 없으므로, '명상의 기법과 방법을 향상시키는 모든 것'을 요가라고 이해해야 한다".

한편 요가의 고전적 체계는 (일련의 전통적 수련 및 명상법들을 수집하여 분류한) 파탄잘리의 글에서 발견할 수 있다. 요가에서 명상의 핵심은 하나의 점, 이를 테면 어떤 물체나 생각에 집중하는 것이다. 요기yogi는 하나의 대상에 몰입함으로써, 일상생활과 관련된 모든 잡념들을 떨쳐버리고 수용적 태도를 취할 수 있다. 이러한 몰입 상태를 에카그라타ekāgratā(집중)라고 하는데, 엘리아데는 이를 가리켜 "마음의 정신적 흐름에 댐을 쌓는 과정"이라고 했다. 근육의 긴장을 풀거나 리드미컬하게 호흡하는 것을 비롯하여, 에카그라타에 이르는 기법은 무수히 많다. 다양한 기법들을 이용하여 에카그라타에 이른 요기는, 궁극적으로 가장 높은 집중 단계인 사마디samādhi(삼매)에 도달할 수 있다. 사마디란 인간의 조건을 뛰어넘어 완전한 자유에 이른 상태를 말한다.

H. 삿다티싸가 서양의 독자들에게 불교를 소개하는 글에서 기술한 명상 수련법은, 엘리아데가 기술한 요가 수련법과 비슷하다. 고타마 싯다르타(?563~?483 B.C.)에 의해 철학적 체계가 갖춰진 불교는, 인도의 북부 지방에서 창시되었다. 한때 아시아 전역에서 유행했고, 지난 25세기 동안 많은 지역에서 전통적 신념의 일부를 차지했다. 삿다티싸의 추산에 따르면 인도, 네팔,

한국, 중국, 일본, 티베트, 캄보디아, 라오스, 베트남, 말레이시아, 미얀마, 타이, 스리랑카의 불교신자 수를 모두 합치면 약 5억 명이라고 한다. 삿다티싸가 명상을 위해 소개하는 예비지침에는 조용한 환경과 편안한 자세가 포함된다. 조용한 장소를 선택하면 잡념을 초래하지 않을 테니, 집중하는 데 도움이 될 것이다. 또한 그는 앉는 자세를 권하는데, 굳이 가부좌를 틀 필요는 없고 본인이 편안하면 그만이라고 한다.

이러한 준비 단계에서 한걸음 더 나아가, 삿다티싸는 불교의 명상법을 두 가지 유형으로 분류했다. 첫 번째 유형은 차분함과 집중력을 배양하는 사마타samatha이고, 두 번째 유형은 통찰력을 배양하는 위빠사나Vipassanā다. 사마타에서, 명상자는 고정된 대상(내적인 것이든 외적인 것이든 상관없다)에 집중한다. 사마타의 가장 높은 단계는 아나파나사티Ānāpānasati인데, 석가모니가 깨달음을 얻은 밤에 사용한 수행 방법이 바로 이것이다. 아나파나사티는 들숨과 날숨을 이용한 수련법으로, 콧구멍 끝에 정신을 집중한 상태에서 코를 드나드는 숨결의 흐름을 조용히 지켜보는 것이다. 정신집중에 보탬이 되려면, 호흡수를 헤아리되 열에 이르면 처음부터 다시 시작하는 게 바람직하다고 한다.

1세기의 걸출한 승려 아슈바고샤는 불교의 오리지 널 교리를 더욱 다듬고 발전시켜, 마하야나Mahayana(대 승불교)라는 종파를 창립하고 교세를 확장했다. 그의 저서 『대승기신론大乘起信論』은 독자들에게 마하야나의 수 련법을 가르쳐 준다. 다섯 단계로 이루어진 수련법의 마지막 단계는 "헛된 생각을 억제하고, 신성한 지혜나 판단을 수련하는 단계"인데, 이 두 가지 개념(헛된 생각 억제, 신성한 지혜나 판단 수련)은 동시에 점진적으로 배양된 다. 헛된 생각을 억제하는 수련은 조용한 환경, 적절한 자세, 수용적 태도를 통해 이루어진다.

헛된 생각을 억제하려면, 조용한 장소에 적절히 앉아 적절한 정신자세를 취해야 한다……. 모든 상념들을 즉시 떨쳐버려야 하며, '잊어야 한다'는 생각조차 잊어야 한다. 모든 존재는 본래 아무런 상념 없이 세상에 태어났으므 로, 떠날 때도 아무런 상념 없이 떠나야 한다. 모든 생각 은 절대적으로 수용적인 상태에서 떠올라야 한다. 외부 로 떠난 상념은, 뒤쫓지 말고 더 멀리 쫓아버려라. 멀리 서 방황하는 마음은 불러들여 적절한 상태에 머물게 하

라. 적절한 상태란 외부의 모든 것을 배제하고 영혼만이 오롯이 남아 있는 상태임을 명심하라.

마하야나의 가르침대로 하면, 수련자는 궁극적으로 수행을 완료하고 마음의 평화를 얻을 것이며, 한걸음 더 나아가 '영원한 평화'를 누리게 될 것이다.

이슬람 신비주의 계파 중 하나인 수피즘Supism의 수련법에서도, 초월적 경험을 느끼게 해주는 네 가지 기본 요소를 모두 찾아볼 수 있다. 이슬람교는 6세기에 아랍의 선지자 무하마드에 의해 창시되었다. 그러나 수피즘 수련법의 기원은 2세기로 거슬러 올라가며, 흥미롭게도 기독교 및 불교와 비슷한 점이 많다. 무하마드 이후 가장 위대한 무슬림으로 인정받는 알 가잘리는, 정통파 무슬림을 고집했음에도 불구하고 수피즘을 통해 '진정한 삶의 길'을 깨달은 것으로 알려져 있다. D. B. 맥도널드는 자신의 저서 『신을 좇는 무슬림』에서, 수피즘의 독특한 예배 방식인 디크르Dhikr에 관한 알 가잘리의 설명을 요약하여 소개했다.

예배자는 먼저 마음을 가라앉혀, 참석자와 주변 환경에

무관심한 상태에 이르러야 한다. 그런 다음 아무 구석에나 혼자 앉아, 절대적으로 필요한 만큼만 종교적 의무를 이행하라. 쿠란을 비롯한 종교 서적을 암송하거나 그 의미를 음미하는 데 몰두하지 말고, 오로지 '지고至高한 신神'을 마음에 영접하라. 그리고 홀로 앉아 "알라, 알라"를 끝없이 되뇌며 온 정신을 그 단어에 집중하라. 그러다 보면 마침내 혀의 움직임이 멈추고, 마치 그 단어가 입에서 절로 흘러나오는 듯한 상태에 이르게 될 것이다. 거기서 멈추지 말고, 혀의 움직임이 완전히 멈추고 심장이 그 단어를 읊조릴 때까지 계속하라. 거기서도 멈추지 말고, 단어의 형태(즉, 글자와 모양)가 사라지고 의미만 남아 심장에 (떼려야 뗄 수 없을 정도로) 달라붙을 때까지 계속하라. 지금까지는 모든 것이 예배자의 의지와 선택에 달려 있었지만, 신의 은총을 받는 것은 그의 의지나 선택과 전혀 무관하다. 그는 자비의 숨결 아래 벌거숭이가 되어 있으며, 이제 남은 일이라고는 신이 (일찍이 예배를 드린 선지자와 성인들에게 그랬던 것처럼) 그에게 주실 것을 기다리는 것밖에 없다. 만약 지금까지 언급한 절차를 준수한다면, 예배자는 자신의 심장에서 반짝이는 '진정한 빛'을 확실히 볼 수 있을 것이다. 그러나 은총을 내리는

191                                    5 — 이완반응의 역사적 고찰

것은 신의 소관이다.

도교道敎는 역사상 강력한 영향력을 행사한 철학사
조 중 하나로, 그 기원은 기원전 6세기에 도교 철학을
집대성한 노자老子의 저술로 거슬러 올라간다. 그보다
200년 후에 태어난 장자莊子는 노자의 가르침을 정리하
고 발달시켜 도교의 개념들을 더욱 명확히 하는 한편,
개인에게 더 큰 비중을 뒀다. 장자에 따르면, 도를 수련
한다는 것은 다음과 같다.

기본적인 것을 본질적인 것으로 여기고, 모든 사물을 하
찮게 여기고, 쌓이는 것을 결핍으로 여기며, 영혼과 마
음만 보듬고 조용히 홀로 거하는 것, 이것이야말로 선인
先人들이 도道를 수행하는 기본적인 원칙이었다. 그들은
'영원한 무無'라는 원칙을 깨닫고, "만물의 근본은 도"라
는 사상을 확립했다.

사람은 평정심을 통해 자연과 합일하는 경지에 이
르며, 나아가 도에 이르게 된다. 장자는 "영혼과 마음
만 보듬고 조용히 홀로 거하는 것"을 가리켜 "모든 것

을 망각하는 것을 의미한다"고 말했다. 이는 『무지의 구름』의 저자가 독자들에게 "두꺼운 망각의 구름으로 뒤덮으려 노력하라"고 가르친 것과 일맥상통하지 않는 가? 장자는 자신의 저서 『장자』에서 다음과 같은 우화를 소개했다.

안회顏回*가 말했다. "저는 더 나아간 것 같습니다."

중니仲尼**가 말했다. "무슨 말이냐?"

안회가 말했다. "저는 인의仁義를 잊어버렸습니다."

중니가 말했다. "좋기는 하지만 아직은 멀었다."

다른 날 다시 공자를 뵙고 말했다. "저는 더 나아간 것 같습니다."

중니가 말했다. "무슨 말이냐?"

안회가 말했다. "저는 예악禮樂을 잊어버렸습니다."

중니가 말했다. "좋긴 하지만 아직은 멀었다."

다른 날 다시 공자를 뵙고 말했다. "저는 더 나아간 것 같습니다."

---

* 공자의 제자 중 한 명

** 공자孔子의 자子

　　　　　　5 — 이완반응의 역사적 고찰

중니가 말했다. "무슨 말이냐?"

안회가 말했다. "저는 좌망坐忘의 경지에 도달했습니다."

중니가 깜짝 놀라 얼굴빛을 고치면서 말했다. "무엇을 좌망이라 하는가?"

안회가 말했다."사지백체四肢百體를 다 버리고, 이목耳目의 감각작용을 물리치고 육체를 떠나고 지각작용을 없애서 대통大通의 세계와 같아졌을 때, 이것을 좌망이라 합니다."

중니가 말했다. "대통의 세계와 같아지면 좋아하고 싫어하는 것이 없게 되며, 큰 도道의 변화와 함께하면 집착이 없게 되니, 너는 과연 현명하구나! 나는 청컨대 너의 뒤를 따르고자 한다."

도교의 호흡법은 앞에서 설명한 요가의 호흡법과 비슷하지만 목표가 확연히 다르다. 요가가 영적 초월spiritual transcendence을 추구하는 데 반해, 도교는 수명과 육신의 무한한 연장을 추구한다. 엘리아데는 도교의 내적 호흡inner breathing 기법을 다음과 같이 설명했다. "도사道士는 조용한 방에서 머리를 풀어 헤치고 옷매무새를 흐트러뜨린 채 바른 자세로 누워 호흡을 한다. 호흡을 조절할 수 있게 되면, 참을 수 없을 때까지 숨을 참는다. 숨을 참는 동안 심장(생각을 관장하는 기관)에 그늘이 드리워져 생각이 멈추게 된다. 이상과 같은 절차는 반복되어야 한다."

지금까지 설명한 명상 수련법들은 사실상 모든 문화에서 찾아볼 수 있다. 예컨대 샤머니즘의 경우, 샤먼shaman(또는 성스러운 사람)이 주문이나 노래를 반복하여 읊조림으로써 무아지경trance을 유도한다. 샤머니즘은 북아메리카, 남아메리카, 인도네시아, 아프리카, 시베리아, 일본에서 토착신앙의 한 형태로 전해져 내려오며, 신비주의의 한 형태라고 할 수 있다.

명상 수련법은 종교나 철학의 맥락 밖에서도 발견되며, 기록된 초월적 경험의 풍부한 원천은 세속문학이다. 수많은 시인과 작가들이 초월상태의 황홀경을 묘사했다. 캐롤린 스퍼지온은 '영국 문학의 신비주의'에 관한 에세이에서, 신비주의가 18세기와 19세기의 시인들, 특히 브론테, 워즈워스, 테니슨에게 미친 영향을 추적했다. 스퍼지온에 따르면, "에밀리 브론테의 시는 강하고 자유로웠고, 어떤 도그마에도 얽매이지 않았으며, 초월 상태에서 경험한 영혼의 비전vision을 가장 단

순한 언어로 묘사했다". 브론테는 「죄수」*라는 시에서
수용적 태도를 "외부감각을 상실한 상태"로 묘사하며
열광하는데, 그것은 그녀 자신의 리얼한 경험담이기도
하다.


> 그분은 서쪽바람과, 저녁의 배회하는 산들바람과,
> 가득한 별들을 데려오는 하늘의 저 청아한 황혼과 함께
> 오시지.
> 바람이 구슬피 속삭이고, 별들이 은은한 불꽃을
> 머금으면,
> 환영들이 일어나 변신을 거듭하다, 욕망으로 나를
> 죽이지.
>
> 내가 한층 성숙했던 시절에도 전혀 몰랐던 욕망으로
> 말이야.
> 기쁨이 훗날 흘릴 눈물을 세다가, 두려움에 미쳐버린
> 시절,

---

\* 『19세기 영미名詩 120』, 블레이크 외 지음, 김천봉 옮겨 엮음, 퍼플
(2016)

내 정신의 하늘이 따뜻한 불꽃으로 가득 차서,

해로부턴지

뇌우로부턴지, 눈물이 어디서 나오는지 몰랐던

시절에도.


그러나 일단 숨죽인 평화—소리 없는 고요가 내리면,

고통스러운 싸움도, 격렬한 조바심도 사라지고,

무언의 음악이 내 가슴을 달래주지—대지가 내

눈앞에서

사라질 때까진, 꿈꿔볼 수도 없는 무언의 화성和聲이

말이야.


이윽고 영계靈界가 떠올라, 미지의 세계가 진실을

드러내면,

나의 육체적 감각이 사라지고, 내적 본질이 느끼기

시작하지.

그것의 날개는 아주 자유로워, 그것이 찾아낸 집도,

항구도,

그 심연을 살펴보다, 몸을 굽혀서 최후경계를 대담하게

훌쩍!

오, 느닷없는 두려운 제지制止 —

눈이 보이기 시작하는, 맥박이 뛰기 시작하고

뇌가 다시 생각하는, 영혼이 육체를 느끼고

육신이 사슬을 느끼는 순간의 강렬한 고통이여!


　'모든 사람들이 자연 속에서 삶의 기쁨과 조화를 누릴 수 있다'는 것이 워즈워스의 신념이었다. 스퍼지온에 따르면, 워즈워스의 시는 "기쁨과 조화의 상태에 이를 수 있는 방법을 실질적으로 자세히 설명한 일련의 기록"이다. 자신이 기술한 '초월상태을 실현하는 방법'에서, 워스워스는 수용적 태도를 수련하는 것이 중요하다고 강조한다. 잡념을 유발하는 대상과 사소한 근심걱정에서 해방되면 증오심이 누그러지고 욕망이 가라앉으므로, 지혜로운 수용성wise passiveness(또는 마음의 행복한 고요함happy stillness of the mind)이라는 균형상태에 도달할 수 있다. 이성과 욕망을 잠재우고 의지를 완화하면 그런 상태를 의도적으로 유도할 수 있으며, 습관적인 훈련을 계속하면 끝없이 동요하는 마음에 중심을 잡아주는 평화를 경험할 수 있다. 워즈워스는 「턴턴 수도

원」*의 한 구절에서 이러한 경험을 다음과 같이 기술한다.

> …… 고결하고 축복받은 분위기,
>
> 그 속에서 …… 이 인체人體의 숨결과
>
> 우리 인혈人血의 움직임까지도
>
> 거의 정지되어 우리는 누워 잠든다. 그리고 몸속에서
>
> 사랑을 아는 영혼으로 태어난다.
>
> 그 과정에서 기쁨과 조화의 엄청난 힘에 의해
>
> 육신의 눈이 감기면,
>
> 우리는 존재의 삶 속을 들여다보게 된다.

테니슨은 "삼라만상의 합일, 보이지 않는 것의 실체, 삶의 영원함"에 대한 확고한 믿음을 지니고 있었으며, 그 믿음의 토대가 된 것은 황홀경에 도달한 특별한 경험이었다. 그는 독특한 방법으로 수련을 했는데, 그 내용인즉 명상을 하는 동안 자신의 이름을 마음속으로

* 『19세기 영미名詩 120』, 블레이크 외 지음, 김천봉 옮겨 엮음, 퍼플 (2016)

되넌 것이다. 그는 황홀경을 경험한 과정을 다음과 같이 설명했다.

갑자기 강력한 자의식이 용해되어 윤곽이 희미해지며, 개인이었던 내가 광대무변한 존재boundless being로 돌변했다. 그것은 혼돈된 상태confused condition이기는커녕 가장 명확하면서도 가장 확실한 상태로, 말로 표현할 수 있는 범위를 완전히 벗어난다. 그 상태에서 죽음이란 터무니없을 정도로 불가능하며, 개성을 잃는다는 것은 말하자면 소멸이 아니라 진정한 삶을 의미한다.

요컨대, 거의 모든 문화 속에는 구성원들로 하여금 일상적인 사고방식을 주기적으로 변화시키게 하는 특정한 요소들이 공통적으로 존재하는 것 같다. 그런 정신 과정에는, 앞에서 기술한 이완반응의 생리변화가 수반된다는 것이 나의 지론이다. 우리의 통상적인 사고는 외부의 사건들과 관련되어 있다. 우리는 감정적 집착, 사회적 감정, 이데올로기적 신념, 감각적 접촉을 통해 우리의 생각을 외부요인에 끊임없이 연동시킨다. 그런 외향적 의식의 방향전환redirection을 꾀하는 모든 시도는 색다른 정신 과정을 요구한다.

이와 관련하여 "수많은 문화와 종교를 통틀어, 이완반응을 촉발하는 나름의 사고방식이 존재한다"는 견해가 점점 더 힘을 얻고 있다. 그러나 최근까지 대부분의 관찰자들은 이완반응의 철학적·주관적 측면에만 치중해 왔으며, 그에 수반하는 생리변화는 관심 밖이었다. 설사 관심이 있었더라도, 그들은 현대적 기술이 발달할 때까지 생리변화를 측정할 엄두도 내지 못했을 것이다.

5 — 이완반응의 역사적 고찰

**6**

─────── # 이완반응의 생리적 영향

## 이완반응과 고혈압

나는 이 책에서 "'부적절한 투쟁-도피반응의 빈번한 활성화'가 고혈압을 유도함으로써 종종 심장마비와 뇌졸중이라는 치명적 결과를 초래한다"고 누누이 지적했다. 또한 우리의 몸속에는 투쟁-도피반응의 정반대 반응인 이완반응이 존재한다는 사실도 강조했다. 이완반응은 투쟁-도피반응의 결과를 상쇄하므로, '이완반응을 규칙적으로 촉발함으로써 이미 고혈압을 앓는 환자들의 혈압을 낮출 수 있다'고 기대하는 것은 부자연스럽지 않다. 물론, 비약물 접근 방법nondrug approach을 이용하여 고혈압을 치료한다는 생각이 독창적인 것은 아니지만, 이완반응(또는 그와 유사한 것)은 지금껏 치료법으로 사용되지 않았다. 이완반응을 이미 존재하는 치료법의 보조 치료수단adjunctive therapeutic tool으로 사용한다는 것은 새로운 개념이다.

내가 최초로 수행한 연구는 다음과 같은 가설을 검증하기 위해 설계되었다: "이미 고혈압을 앓는 환자들의 치료법에서, 이완반응을 규칙적으로 촉발하는 방법이 나름의 위치를 차지할 수 있을까?" 나는 초월명상T. M.을 '이완반응을 촉발하는 수단'으로 사용했는데, 그 이유는 당시만 해도 충분히 검증된 다른 기법들이 존재하지 않았기 때문이다. T.M.은 전혀 부담스럽지 않았으며, T.M. 협회의 완벽한 뒷받침과 협동을 기대할 수 있었다. 나는 B. R. 마제타, B. A. 로스너, H. P. 클렘척과 공동으로 연구를 수행했다. T.M.을 훈련하는 네 개의 국제명상협회 본부는, 참가자를 모집하고 각종 수치를 측정하는 데 협조를 아끼지 않았다. 우리는 지원자들에게 "고혈압을 앓고 있나요?"라고 묻고, "네"라고 대답한 사람들에게는 "무료로 T.M.을 수련하는 대신, '약물 복용이 고혈압에 미치는 영향'을 평가하는 연구에 참여할 의향이 있나요?"라고 추가로 물었다. 총 86명이 지원했는데, 소정의 심사를 거쳐 전원이 참가자로 선정되었다. 명상 수련을 시작하기에 앞서 6주 동안, 우리는 참가자들의 혈압을 주기적으로 측정하고 기록하여 그들의 '명상 이전 혈압'을 확정했다. 그리고 그들에게 "의사의 진료를 계속 받아야 하고, 의사의 지시 없이 혈압약을 바꾸면 안 됩니다"라고 말했다.

한 사람의 혈압은 매우 가변적이므로, 우리는 개인별로 6주 동안 여러 차례에 걸쳐 혈압을 측정했다. 관찰자 편향observer bias을 제거하기 위해 특별한 기계가 사용되었는데, 그 기계는 무작위적인 숫자를 인식하다가, 측정이 완료된 순간에만 올바른 숫자를 인식하는 기계였다. 그러므로 혈압을 측정하는 사람은 실제로 혈압을 재는 동안에도 참가자의 진짜 혈압을 알 수 없었다. 6주의 기간이 끝난 후, 참가자들은 T.M. 수행을 통해 이완반응을 활성화하는 방법을 훈련 받았다.

일단 이완반응이 정기적으로 촉발되기 시작한 후, 우리는 하루 중 아무 때나 참가자들의 혈압을 측정했지만 명상이 수행되는 동안에는 그러지 않았다. 참가자들은 약 2주마다 연구실로 돌아와 혈압을 측정 받고 다음과 같은 질문을 받았다. "어떤 혈압약을 복용했나요?" "혈압약 말고 다른 약물을 복용하지는 않았나요?" "식습관이 어떻게 바뀌었나요?" "흡연 습관이 바뀌었나요?" "얼마나 규칙적으로 명상을 수행했나요?"

86명의 참가자 중에서, 혈압약을 바꾸지 않았거나 처음부터 혈압약을 복용하지 않은 사람은 36명뿐이었다. 다른 참가자들은 (다양한 이유 때문에) 혈압약을 바꿨으므로, (연구 결과가 '명상의 효과'가 아니라 '약물 변경의 효과'를 반영하는 것을 방지하기 위해) 연구에서 도중 하차했다. 우리는 36명의 남은 참가자들을 대상으로, '명상 수련 이전의 혈압'과 'T.M.을 통해 이완반응을 규칙적으로 촉발한 이후의 혈압'을 비교했다.

명상 이전의 대조기간control period 동안, 36명의 수축기혈압(가장 높은 혈압)은 평균 146mmHg였다. 그에 반해 여러 주 동안 이완반응을 규칙적으로 촉발한 후, 참가자들의 평균은 137mmHg로 하강했다. 이것은 참가자들의 혈압이 '경계고혈압'에서 '정상혈압'의 범위

---

\* 현행기준에 따르면, 고혈압에서 고혈압전단계로 하강했다고 볼 수 있다(2장 참조).

로 떨어졌음을 의미하며*, 9mmHg의 차이는 통계적으로 유의미했다(다시 말해서 우연일 확률이 극히 낮았다). 한편 36명의 확장기혈압(가장 낮은 혈압) 평균은 93.5에서 88.9로 하강했는데, 이 역시 경계고혈압에서 정상혈압의 범위로 하강했음을 의미하며, 4.6의 차이는 통계적으로 유의미했다. 더욱이, 참가자들의 혈압은 하루 중 명상을 수행하는 때와 무관하게 떨어지는 것으로 나타났다. 다시 말해서, 하루에 두 번 규칙적으로 명상을 수행하는 한, 참가자들의 혈압은 언제나 '측정이 가능할 만큼' 떨어지는 것으로 나타났다.

그러나 명상이 참가자들을 '치료'한 것은 아니었다. 혈압이 떨어지는 현상은 참가자들이 규칙적인 명상수행을 통해 이완반응을 촉발하는 경우에만 관찰되었다. 수축기혈압이 가장 높은 참가자 열 명 중 세 명과, 확장기혈압이 가장 높은 참가자 열 명 중 네 명은 정기적인 명상 수행을 멈추고 나자 혈압이 4주 이내에 최초의 고혈압 상태로 복귀했다.

그렇다면 '혈압을 조절하는 생리적 요인' 중에서, 참가자가 명상을 수행하는 동안 달라진 것은 무엇일까? 우리의 가설은, 이완반응이 (투쟁-도피반응의 촉발에 수반하여 증가한) 교감신경계의 활성을 감소시키거나 상쇄한다는 것이다. 이러한 교감신경계 활성은 4장에서 언급한 바와 같이 심박수, 호흡률, 혈압의 측정치에 반영되는데, 이런 수치들은 투쟁-도피반응이 촉발되면 증가하고 이완반응이 촉발되면 감소한다.

고혈압 환자들을 대상으로 '이완반응의 활성 조절'의 효능을 시험한 것은 유례가 없는 일이며, 우리는 이번 연구를 통해 고혈압 치료의 새로운 접근 방법을 제시했다. 방금 제시한 것은 초기 결과이며, 현재 다른 연구실들에서 검증을 받고 있다. 그 연구실들 중에서 일부는 우리의 연구 결과를 이미 재현했다.

2장에서 언급했듯, 죽상동맥경화증의 발병 요인은 고혈압과 직접 관련되어 있으며, 부작용 없이 혈압을 낮추는 방법은 뭐든 동맥경화를 완화하는 데 도움이 된다. 따라서 혈압을 낮추는 처방약은 매우 효과적인 치료법이다. 표준 치료 방법은 혈압약을 복용하는 것인데, 혈압약은 종종 교감신경계의 활성을 감소시킴으로써 혈압을 낮춘다. 약물요법을 이용하여 혈압을 낮추는 것은 매우 효과적이고 지극히 중요한데, 그 이유는 (다시 한 번 강조하지만) 혈압이 낮을 경우 동맥경화 및 관련 질병(심장마비, 뇌졸중)의 발병 위험이 감소하기 때문이다.

그러나 혈압을 낮추는 방법이 또 한 가지 있으니, 이완반응을 규칙적으로 촉발하는 것이다. 이완반응은 일부 혈압약과 동일한 메커니즘을 통해 혈압을 낮춰 준다. 혈압약과 이완반응은 교감신경계의 활성을 상쇄한다. 그러나 중등도 내지 심각한 고혈압의 경우, 혈압약 없이 이완반응만을 규칙적으로 촉발함으로써 고혈압이 충분히 치료될 가능성은 매우 낮다. 이완반응은 혈압약의 효과를 향상시킴으로써, 혈압약의 가짓수나 용량을 감소시키는 것으로 보인다. 그에 반해 경미한 고혈압의 경우, 이완반응을 규칙적으로 촉발하는 것은 매우 유용할 수 있다. 왜냐하면 이완반응은 (종종 부작용을 수반하는 약물요법과 달리) 부작용이 전혀 없으며, 오히려 약물요법을 대체할 수도 있기 때문이다.

하지만 우리의 초기연구 결과가 아무리 고무적이더라도, 이완반응을 규칙적으로 촉발함으로써 고혈압을 스스로 치료하려고 시도해서는 안 된다. 당신은 주치의의 지도하에 이완반응을 촉발해야 하며, 주치의는 일상적인 모니터링을 통해 당신의 혈압이 충분히 조절되고 있는지 여부를 확인할 것이다.

우리의 초기 임상시험 결과를 요약하면, 이완반응을 통해 고혈압 환자의 혈압을 낮출 수 있다는 것이다. 이는 '고혈압은 부분적으로 적응행동을 요하는 상황에서 비롯된다'는 개념에 힘을 실어 준다. 왜냐하면 '이완반응의 규칙적인 유도'라는 행동기법behavioral technique을 통해 고혈압을 완화하는 것이 가능하기 때문이다. 만약 행동기법 하나만으로 고혈압을 완화할 수 있다면, 고혈압의 원인 역시 행동 메커니즘 속에 숨어 있을 가능성이 있다.

고혈압과 관련된 이완반응의 가장 큰 장점은 예방적 측면preventive aspect에 있다. 이완반응의 예방역할을 확립하려면 대규모의 엄격한 임상시험이 요망되는데, 그런 시험은 많은 돈을 필요로 하는 것은 물론 다년간 수행되는 것이 상례다. 우리는 그런 임상시험이 멀지 않은 장래에 시작되기를 희망한다.

이완반응은 투쟁-도피반응과 관련된 교감신경계의 활성 증가를 상쇄하는, 자연스러운 방법이다. 이는 이완반응이 (교감신경계 활성 증가가 주요 발병 원인이거나 바람직하지 않은 동반 요인accompanying factor인) 다른 질병을 완화하는 데도 유용하다는 것을 의미한다. 예컨대, 이완반응이 다양한 불안 상태를 완화하는 데 유용한지 여부를 평가하기 위한 연구가 현재 진행되고 있다. 또한, 이완반응이 심장 문제(이를테면 위험하고 불규칙적인 심장박동)를 치료하는 데 유용한지 여부를 평가하기 위한 연구도 수행되고 있다.

## 이완반응과 약물남용

이완반응이 치료에 사용되는 또 한 가지 분야는 약물남용이다. 'T.M.을 통해 이완반응이 촉발된 사람은 약물 사용량이 감소한다'는 주장이 일각에서 제기되고 있다. 이러한 주장의 타당성을 검증하기 위해, R. K. 월리스와 나는 C. 달, D. F. 쿡과 함께 공동연구를 수행했다. 우리는 T.M. 강사가 되기 위해 훈련을 받고 있는 약 1,800명의 사람들에게 설문지를 배포했다. 약 1,000명은 남성, 약 800명은 여성이었고, 연령은 14세부터 78세까지 다양했으며, 그중 절반 이상은 19~23세였다. 대부분의 참가자는 대학생이었고, 많은 사람들은 학사 학위를 갖고 있었으며, 평균적으로 20개월간 명상을 수행해 왔다(연구에 참가하려면, 최소한 3개월 동안 규칙적으로 명상을 수행한 경력이 있어야 했다). 우리는 참가자들에게 '명상을 시작하기 이전의 약물 사용 습관을 회상하라'고 요청한 후, 다양한 약물들(마리화나, 해시시, 암페타민, LSD, 기타 환각제, 마약, 바르비투르염barbiturate, 증류주hard liquor 등)의 사용 경험에 기반하여 '비사용자', '경도 사용자', '중등도 사용자', '고도 사용자'로 분류했다. 추가로, 흡연 여부도 물었다.

설문조사 결과, 명상을 시작하기 전 6개월 동안 1,450명을 조금 넘는 사람들(78퍼센트)이 마리화나나 해시시(또는 둘 다)를 사용했고, 그중 28퍼센트가 고도 사용자(하루에 한 번 이상)로 분류되었다. 그러나 약 6개월 동안 T.M.을 수행한 후에는 37퍼센트만이 마리화나를 사용했다고 보고했다. 이는 40퍼센트 이상의 탐닉자들이 T.M.을 수련한 후 마리화나를 끊었다는 것을 의미한다. 그리고 21개월 동안 규칙적으로 T.M.을 수행한 결과, 불과 12퍼센트가 마리화나를 사용하고 있다고 보고함으로써 66퍼센트의 감소율을 보였다. 아직 마리화나를 사용하는 사람들은 대부분 경도 사용자였고, 고도 사용자는 겨우 한 명뿐이었다.

LSD 사용의 감소는 훨씬 더 뚜렷했다. T.M.을 수행하기 전에는 약 900명(참가자의 거의 절반)이 LSD를 사용했는데, 그중 433명은 중등도 내지 고도 사용자(즉, 한 달에 1~3번 또는 그 이상)였다. 그러나 명상을 시작한 후 3개월 동안 233명이 LSD 사용을 계속했고, 22개월 후에는 그중 97퍼센트가 LSD를 포기했다.

다른 환각제(메스칼린mescaline, 페요테peyote, STP, DMT), 암페타민, 마약의 사용도 현저히 감소했다. 명상을 수행하기 전에는 39퍼센트의 참가자가 환각제를 사용했는데, 22~33개월 동안 명상을 수행한 후에는 4퍼센트만이 환각제를 사용했다. 명상을 시작하기 전에는 32퍼센트의 참가자들이 암페타민을 사용했지만 22~33개월 동안 명상을 수행한 후에는 겨우 1퍼센트가 암페타민을 사용했다. 마약(헤로인, 아편, 모르핀, 코카인 등)의 경우, 처음에는 17퍼센트, 22~33개월 동안 명상을 수행한 후에는 1퍼센트가 마약을 사용했다.

참가자들은 '고학력 선발집단'이라고 볼 수 있는데, 그런 집단이 명상을 정기적으로 수행하면 약물남용 감소가 확실시된다. 즉, 대학생들은 약물남용의 부작용을 잘 알고 있으므로, 약물 사용을 삼가려는 경향이 있다.

따라서 대부분의 학생들이 약물 사용을 중단하기는 어렵지 않다. 이와 관련하여, '이완반응의 정기적 촉발'은 약물남용에 대한 학생들의 성취동기를 충족하는 비화학적 대안nonchemical alternative을 제공할 수 있다. 설문조사 결과에서, 학생 참가자들은 약물남용에서 손을 뗐을 뿐만 아니라, 약물남용에 대한 태도가 바뀌어 다른 학생들을 설득하려는 의향을 보였다. 그들은 연구자들과의 대화에서 "명상에 수반되는 심오한 감정이 약물남용의 쾌감과 불쾌감을 능가하며, 그로 인해 약물남용이 억제되는 혜택을 누릴 수 있다"고 주장했다.

동일한 설문조사에서, 우리는 참가자들에게 흡연과 '증류주(와인과 맥주를 제외한 술) 섭취' 습관에 대해 물었다. 그 결과, 규칙적인 명상수행을 시작하기 전에는 60퍼센트의 참가들이 증류주를 마셨으며, 그중 약 4퍼센트가 폭음자(하루에 한 번 이상)에 해당되었다. 그러나 21개월 동안 명상을 수행한 후에는 약 25퍼센트가 증류주를 마셨으며, 그중 폭음자는 0.1퍼센트에 불과했다.

한편 명상을 시작하기 전에는 48퍼센트가 담배를 피웠고 그중 27퍼센트가 폭연가(하루에 한 갑 이상)였다.

그러나 21개월 동안 명상을 수행한 후에는 16퍼센트가 담배를 피웠고, 그중 5.8퍼센트가 폭연가였다. 이것은 예비 결과이고 대조군이 설정되지 않았지만, 이완반응이 음주와 흡연을 줄일 수 있음을 입증했다.

약물남용 연구에는 몇 가지 약점이 있다. 첫째, 그것은 '명상을 적극적으로 추구하며, 앞으로도 계속 수행할 예정인 사람들'을 대상으로 이루어졌다. 우리는 '얼마나 많은 사람들이 명상을 시작한 후 포기하고 약물에 다시 손을 대는지'를 알지 못한다. 둘째, 참가자들은 T.M. 강사 후보생으로서, 이번 연구의 기득권 세력이었다. 우리는 그들에게 약물남용 습관을 회상하라고 요청했는데, 그들의 회상이 실제보다 과장되었거나 왜곡되었을 가능성을 배제할 수 없다.

이러한 약점과 다른 편향들을 극복하기 위해, 우리는 캔자스 대학교의 메이너드 W. 셸리 박사와 공동으로 대규모 전향연구prospective study를 수행했다. 그게 전향연구인 이유는, 연구가 진행되는 동안(즉, 연구가 시작될 때부터 끝날 때까지) 생겨난 약물남용 습관을 다뤘기 때문이다. 우리는 이러한 설계를 통해, 후향연구retrospective study에서 사용되는 회상에 내재하는 문제점을 처리할 수 있었다.

우리는 매사추세츠와 미시간에 소재하는 고등학교들을 선정하여, 3학년 학생들에게 익명을 보장하며 '약물남용 습관과 다양한 심리적 성향'을 평가하는 설문지를 배포했다. 그런 다음, 그 학교들을 (규모와 지리적 접근성을 감안하여) 두 그룹으로 나누고, 한 그룹에서만 T.M. 입문 프로그램을 실시했다. T.M. 프로그램이 실시되지 않은 학교에서, 우리는 수천 명의 학생들에게 설문지를 통해 '약물남용 습관'과 'T.M.을 배우려는 의향' 등을 물었다. 그 결과 겨우 36명의 학생들이 T.M. 수련을 선택했고, 그중에서 T.M.을 규칙적으로 수행한 학생도 고작 여섯 명에 불과했다. T.M.을 규칙적으로 수행한 학생들은 약물 사용이 줄어들어, 선행연구 결과를 입증했다. 그러나 보는 바와 같이, T.M.은 고등학생들에게 받아들여지는 기법이 아닌 것으로 밝혀졌다. 만약 다른 기법을 이용하여 이완반응을 촉발할 수 있었다면, 고등학생들의 생활방식에 더 쉽게 적응하고 더 흔쾌히 받아들여져 지속적으로 수행되었을 텐데…….

나는 지금까지 이완반응을 설명하며, '고혈압을 치료하는 메커니즘'과 '약물남용·음주·흡연 문제를 해결

216

할 수 있는 잠재력'을 긍정적으로 평가했다. 그러나 이
완반응을 규칙적으로 촉발한다고 해서 늘 좋은 결과가
나오는 것은 아니므로, 이완반응을 만병통치약으로 간
주하는 것은 금물이다. 예컨대 내가 보스턴 소재 두통
재단Headache Foundation Inc.의 존 R. 그레이엄 박사, 헬
렌 P. 클렘척과 공동으로 수행한 또 하나의 전향연구에
서, 참가자들은 규칙적인 명상수행을 시작하기 전에 두
가지 사항(명상 횟수와 시간, 두통의 빈도와 심각성)을 하루도
빠짐없이 기록했으며, 규칙적인 명상 수행을 시작한 후
에도 일지 작성을 계속했다. 연구 결과, 17명의 중증 편
두통 환자 중에서 'T.M.과 관련된 이완반응의 규칙적
인 촉발'의 도움을 받은 사람은 세 명에 불과했다. 17명
중에서 한 명은 편두통 증상이 되레 악화되었으며, 나
머지 13명은 '두통의 횟수'와 '규칙적인 이완반응을 촉
발하는 동안의 명상 시간'이 유의미하게 변화하지 않
았다.

얼마 전까지만 해도, 폴리오Polio는 치료하는 데 수
백만 달러의 비용이 들었다. 그로부터 몇 넌 후, 노벨
생리의학상을 받은 존 F. 엔더스 박사는 실험을 거듭
한 끝에, 인간의 신장에서 회색질척수염poliomyelitis 바

이러스를 배양하는 데 성공했다. 뒤이어 소크Salk와 사빈Sabin의 백신이 생산되면서 '어마어마한 치료비'(개인적 고통은 별개로 한다)가 '비교적 저렴한 백신 접종'으로 대체되었으며, 그 과정에서 폴리오도 현대사회에서 효과적으로 제거되었다. 최근에는 스트레스와 관련된 질병의 예방이 엄청난 중요성을 띠게 되었는데, 그 이유는 '개인과 가족의 신체적·정신적 웰빙'과 '사회 전체의 엄청난 헬스케어 비용 절감'이 최대의 관심사로 부상했기 때문이다. 몇 가지 문제점에도 불구하고, "이완반응의 규칙적인 촉발을 통해 고혈압과 관련 질병으로 인한 개인적 고통 및 사회적 비용의 증가를 예방하는 것은 가능하다"는 것이 나의 지론이다

# 7

─────────── **이완반응의 실전 전략**

　　외견상 건강하지만 심신이 피폐한 개인이 이완반응의 혜택을 보는 방법은 간단하다. 그도 그럴 것이, 이완반응이란 투쟁-도피반응을 촉발하는 일상생활의 스트레스를 상쇄하는 내장장치built-in method이기 때문이다. 그리고 앞에서 언급한 바와 같이, 이완반응은 고혈압의 치료(그리고 어쩌면 예방)에 보탬이 되는 새로운 접근방법으로 사용될 수도 있다.

　　이 장에서는 이완반응을 촉발하는 데 필요한 요소들을 점검해 보고, 우리가 하버드의 손다이크 메모리얼 연구소와 보스턴의 베스 이스라엘 병원Beth Israel

Hospital에서 개발한 비법을 소개하려 한다. 다시 한 번 강조하지만, 이완반응을 치료 목적으로 사용하려는 사람들은 다른 기저질환underlying disease을 앓고 있을 가능성을 감안하여 의사의 치료 및 감독을 병행해야 한다.

## 이완반응의 네 가지 기본요소

나는 5장에서 이완반응을 촉발하는 동서양의 종교적·문화적·세속적 수행법들을 살펴본 바 있다. 나는 그런 유서 깊은 기법들을 면밀히 검토하여, 이완반응을 촉발하는 데 필요한 네 가지 기본요소들을 추출하였다.

(1) 조용한 환경quiet environment

이상적으로, 당신은 가능한 한 집중을 방해하지 않는 조용하고 평온한 환경을 선택해야 한다. 기도실과 같이 조용한 방이 적당하다. 조용한 환경은 잡념을 쉽게 제거함으로써 단어나 구절을 효과적으로 반복하는 데 도움이 된다.

(2) 정신적 장치mental device

괜한 논리적·외향적인 생각에서 벗어나려면 지속적인 자극constant stimulus을 제공하는 정신적 장치가 필요하다. 정신적 장치의 내용은 하나의 소리·단어·구절을 조용히(또는 커다랗게) 반복하는 것일 수도 있고, 하나의 대상을 뚫어지게 바라보는 것fixed gazing일 수도 있다. 이완반응을 촉발할 때 직면하는 대표적 애로사항이 정신적 방황mind wandering인데, 하나의 단어나 구절을 반복하면 '꼬리에 꼬리를 무는 잡념'의 사슬을 끊을 수 있다. 소리나 단어를 반복할 때는 눈을 감는 게 일반적이지만, 어떤 대상을 응시할 때는 당연히 눈을 떠야 한다. 호흡의 통상적인 리듬에 주목하는 것도 유용한데, 그 이유는 소리나 단어를 반복하는 데 도움이 되기 때문이다.


(3) 수용적 태도passive attitude

이완반응이 진행되는 도중에 잡념이 일어나면 무시해 버리고, '단어 및 구절의 반복'이나 '대상물 응시'에 주의를 다시 집중해야 한다. '내가 얼마나 잘할 수 있을까'라는 의구심일랑 떨쳐버려야 한다. 이완반응을 방해하는 첫 번째 요인은 의구심이므로, 긍정적 마인드를 유지해야 한다.

이완반응에서 가장 중요한 요소는 수용적 태도다. 잡념이 일어나는 것은 당연한 현상이므로, 잡념 자체를 걱정할 필요는 없다. 잡념이 일어났음을 인지하면, 실망하지 말고 (2)에서 말한 정신적 장치를 다시 반복하면 된다. 잡념은 당신이 잘못하고 있음을 의미하는 게 아니다. 잡념은 늘 일어나기 마련이므로, 그저 '그런가 보다'라고 생각하라.

### (4) 편안한 자세|comfortable position

편안한 자세가 중요한 이유는, 불필요한 근육긴장을 풀어주기 때문이다. 편안한 자세에는 여러 가지가 있을 수 있다. 어떤 수행자들은 앉아 있는 자세를, 어떤 수행자들은 요가의 가부좌 틀기 자세를 사용한다. 단, 누울 경우에는 잠들 수 있으므로 주의하라. 앞에서 언급한 바와 같이, 무릎 꿇기, 흔들거리기, 가부좌 틀기와 같은 다양한 자세들은 졸음을 방지하기 위해 진화한 것으로 믿어진다. 어떤 자세가 됐든, 편안하고 이완된 상태를 유지하는 것이 중요하다.

## 이완반응을 촉발하는 방법

요컨대, 이완반응을 촉발하는 방법은 한 가지가 아니라는 점을 명심하라. T.M.은 '네 가지 기본요소'를 통합한 좋은 방법임에 틀림없다. 그러나 T.M.은 수많은 기법 중 하나일 뿐이며, T.M.의 강사들이 가르치는 특별한 방법, 특별한 비밀, 개인적인 소리를 고집할 필요는 없다.

나는 하버드의 손다이크 메모리얼 연구소에서 수행한 연구에서, "비슷한 소리·구절·기도·만트라를 이용한 기법이 T.M.과 동일한 생리 변화(산소섭취량, 이산화탄소 배출량, 호흡률 감소)를 유도한다"는 사실을 증명했다. 다시 말해 기본적인 필수 요건만 갖추면, 유서 깊은 기법이든 또는 새로 개발된 기법이든 (사용되는 정신적 장치와 무관하게) 동일한 생리변화를 유도한다는 것이다. 다음에 소개하는 요령은 우리 연구팀이 하버드의 손다이크 메모리얼 연구소에서 개발한 것으로, T.M.과 동일한 생리변화를 유도하는 것으로 확인되었으며, 지금도 특정한 고혈압 환자들에게 사용되고 있다. 이 비컬트적 기법non-cultic technique은 무수한 역사적 방법에서 도출된 네 가지 기본 요소를 약간 각색한 것이다. 그러므로 독창성을 주장할 생각은 눈곱만큼도 없으며, 유서 깊은 지혜의 과학적 타당성을 검증하는 것이 주목적이다. 참고로, 우리 팀은 현재 보스턴의 베스 이스라엘 병원에서 진행되고 있는 연구에서, 이 방법을 이용하여 참가자들의 이완반응을 촉발하고 있다.

1. 조용히 앉아 편안한 자세를 취한다.

2. 눈을 감는다.

3. 다리에서부터 얼굴에 이르기까지 모든 근육의 긴장을 완전히 풀고, 그 상태를 유지한다.

4. 코로 호흡을 한다. 호흡을 의식하며, 호흡의 주기가 완료될 때마다 "하나"라고 나직이 말한다. 예를 들면, 한 번 숨을 들이쉬었다 내쉬며 "하나", 또 한 번 숨을 들이쉬었다 내쉬며 "하나"라고 말하는 일을 계속 이어간다. 가능한 한 편안하고 자연스럽게 호흡을 한다.

5. '호흡 후 하나라고 속삭이기' 과정을 10~20분 동안 계속한다. 시간을 확인하기 위해 도중에 눈을 떠도 되지만, 알람을 이용할 필요는 없다. 소정의 시간이 만료되면, 몇 분 동안 눈을 감은 채 앉아 있다가 서서히 눈을 뜬다. 그 뒤 몇 분 동안 그대로 앉아 있는다.

6. '심도 높은 이완반응'을 달성하는 데 성공했는지 여부

를 따지지 않는다. 수용적 태도를 유지하며, 나름의 페이스에 따라 이완이 일어나도록 내버려둔다. 만약 그 사이에 잡념이 일어난다면, 개의치 말고 무시하며 '호흡 후 하나라고 속삭이기'를 반복한다. 수행을 거듭함에 따라, 별로 힘들이지 않고 이완반응을 이끌어 낼 수 있을 것이다. 하루에 한두 번씩 꾸준히 수행하되, 소화 과정은 이완반응을 방해하므로 식사 후 두 시간 이내에는 삼가는 것이 좋다.

이완반응 촉발에 수반되는 주관적 감정은 사람마다 다르지만, 대다수의 사람들은 차분하고 편안한 감정을 느끼며, 극소수의 사람들은 즉시 황홀경을 경험한다. 그밖의 감정으로 쾌감, 청량감, 웰빙감 등도 있지만, 별다른 변화를 느끼지 못한다고 토로한 사람들도 있다. 그러나 본인들이 보고한 주관적 감정에 무관하게, 우리는 참가자들에게 생리변화(대표적으로 산소섭취량 감소)가 실제로 일어났음을 확인했다.

이완반응을 경험하는 데 필요한 교육수준이나 적성 따위는 없다. 우리 모두가 분노·만족감·흥분을 느끼는 것과 마찬가지로, 우리 모두는 이완반응을 경험할 능력을 보유하고 있다. 왜냐하면 이완반응은 인체에 내장된 선천적 반응innate response이기 때문이다. 또한 이완반응을 촉발하는 방법은 무수히 많으며, 앞에서 언급한 네 가지 기본 요소를 감안하여 당신만의 방법을 고안할 수도 있다. 방금 제시한 기법을 사용하되, 정신적 장치만 바꾸는 것도 가능하다. 당신이 반복하기 쉬운 음절이나 구절을 사용해도 좋고, 당신에게 익숙한 소리를 사용해도 좋다.

네 가지 기본 요소를 통합한 기도가 이완반응을 촉발할 수 있으므로, 조건만 맞는다면 당신이 믿는 종교의 기도를 사용하는 것이 가능하다. 5장에서 살펴본 바와 같이, 모든 종교에는 그런 기도가 존재한다. 다시한 번 강조하지만, 종교적 기도가 바람직한 생리반응을 유도한다고 해서, 종교를 기계적으로 바라보는 것이 정당화되는 것은 아니다. 그보다는 차라리, 윌리엄 제임스가 말한 바와 같이, 유서 깊은 기도들은 내적 불완전성inner incompleteness을 치료하고 내적 불일치inner discord를 완화하는 방법 중 하나라고 할 수 있다. 장담하건대, 종교적 신앙과 수행에는 이완반응과 무관한 측면들이 매우 많다. 그럼에도 불구하고 당신이 주 안in God에서 편안함을 느낀다면, 당신의 신앙적 틀 안에서

적절한 기도를 이용하여 이완반응을 촉발하는 것을 말릴 하등의 이유가 없다.

사람에 따라 '이완반응을 촉발하는 데 필요한 요소들'에 대한 주안점이 다르므로, 특정한 기법을 사용하더라도 다양한 수행방법들을 통합할 수 있다. 예컨대, 어떤 사람들은 '잡념을 초래하지 않는 조용한 환경'을 절실히 필요로 한다. 그러나 어떤 사람들은 지하철이나 열차 안에서 명상을 수행하는 쪽을 선호할 수 있으며, 어떤 사람들은 늘 똑같은 장소에서 똑 같은 시간에 명상을 수행하는 쪽을 선호할 수 있다.

일상적인 이완반응 사용이 약간의 생활방식 변화를 초래할 수 있으므로, 어떤 사람들은 처음에 '이완반응 스케줄 챙기기'를 부담스러워 할 수 있다. 예컨대 우리의 연구에 참가한 환자들은 하루도 빼먹지 않고 이완반응을 사용하기 위해, 고심 끝에 에필로그에 나오는 달력을 채용했다. 그리하여 이완반응을 사용할 때마다 달력의 적절한 칸에 체크를 했다.

여담이지만, 우리는 많은 사람들에게 "침대에 누워 있는 동안, 잠을 청하기 위해 명상을 수행했어요"라는 말을 들었다. 심지어 어떤 사람들은 그 덕분에 수면제를 끊었다고 하니, 축하할 만한 일이다. 그러나 명심할 점이 하나 있으니, 명상을 하다가 잠이 들고 나면 이완 반응을 기대할 수 없다는 것이다. 앞에서 말한 바와 같이, 이완반응은 수면과 질적으로 다르다.


## 이완반응의 개인적 경험

많은 독자들이 "시간을 어떻게 내야 하지?"라는 의문을 품을 수 있다. 나는 지금부터 그런 독자들을 위해, 일상생활에서 이완반응을 촉발한 사람들의 다양한 사례를 소개하려고 한다.

어떤 사업가는 늦은 아침 사무실에서 10~15분 동안 이완반응을 촉발한다. 그는 비서에게 "회의중"이라고 둘러대며, 일체의 전화를 연결하지 말라고 지시한다. 그는 해외 출장을 많이 다니는데, 비행기에 탑승한 동안 종종 이완반응을 사용한다. 한 가정주부는 남편과 자녀들이 출근과 등교를 위해 외출한 후에 이완반응을 수행한다. 그리고 늦은 저녁 남편이 귀가하기 전에도 이완반응을 촉발하는데, 그때는 자녀들에게 '20분 동안

만 방해하지 말아달라'고 부탁한다. 또 다른 여성은 연구자인데, 매일 새벽 일어나 아침을 먹기 전 10~20분 동안 이완반응을 촉발한다. 혹시 너무 늦게 일어났다면, 연구실에서 '커피 브레이크' 대신 '이완 브레이크'를 선택한다. 즉, 동료 연구자들이 커피를 마시러 외출한 틈을 타서, 조용한 자리와 안락한 의자를 찾는다. 한 공장 근로자는 출퇴근길 지하철에서 이완반응을 수행한다. 그래도 지금껏 정거장을 놓친 적이 단 한 번도 없다고 한다. 한 학생은 수업시간 사이에 이완반응을 사용한다. 그는 15분 일찍 강의실에 도착하여, 들락날락하는 다른 학생들의 방해를 받지 않으려고 빈 강의실을 이용한다. 만약 강의실이 사용되고 있다면, 그냥 복도의 한구석에 앉아 이완반응을 수행한다.

지금까지 소개한 사람들은 이완반응을 규칙적으로 사용함으로써 일상생활을 더욱 효율적으로 영위할 수 있었다. 사업가의 경우, 사무실에 쳐진 거미줄을 말끔히 청소하는 듯한 느낌이 든다고 한다. 또한, 당혹스러운 사업 문제를 바라보는 새로운 시각이 생긴다고 한다. 가정주부의 경우, 이완반응을 규칙적으로 촉발하기 전에는 저녁을 준비하고 다음날을 위해 가족을 챙긴다

7 — 이완반응의 실전 전략

는 게 끔찍하게 느껴졌는데, 이제는 에너지가 넘치며 가족 챙기는 일을 즐기고 있다. 연구자는 연구실에서 하루 일과를 시작하는 데 겪는 어려움이 사라졌으며, 공장 노동자는 귀가하는 동안 하루의 스트레스가 싹 풀려버린다. 학생도 집중력이 높아져, 수업 시간에 조는 일이 거의 없어진다. 심지어 '정기적인 이완반응 촉발' 덕분에 성적이 향상되었다고 한다.

사람들이 이완반응을 수행하는 시간은 매우 다양하다. 적당한 시간을 선택할 때는, '편리한 시간'뿐 아니라 '가장 효율적인 시간'을 감안해야 한다. 이완반응을 규칙적으로 사용하면, 교감신경의 과도한 활성화를 억제함으로써 현대생활의 스트레스를 더 잘 처리할 수 있다. 신체반응에 대한 제어능력을 향상시킴으로써, 당신은 불확실성과 좌절에 더욱 잘 대처할 수 있다.

이완반응을 정기적으로 사용함으로써 특정한 문제를 해결한 사람들의 사례를 보면, 이완반응이 그들에게 얼마나 많은 도움이 되었는지 알 수 있다. 급성 불안 발작으로 고통받던 젊은 남성은 종종 공포감·불안감·초조감을 느꼈지만, 이완반응을 두 달 동안 수행한 후에는 불안 발작을 거의 경험하지 않았으며 상당히 차분하고 느긋해졌다. 그는 통상적으로 하루에 두 번씩 이완반응을 수행했지만, 불안감이 엄습해 올 때마다 이완반응을 추가로 수행했다. 그는 이런 식으로 융통성을 발휘함으로써 긴박한 감정들을 완화할 수 있었다. 간단히 말해서, 그는 이완반응을 수행함으로써 삶의 질을 유의미하게 향상시켰다.

두 번째 사례는 중등도 고혈압에 걸린 여성이다. 그녀는 심각한 고혈압의 가족력을 보유하고 있는데, 이완반응을 규칙적으로 수행하여 혈압을 낮출 수 있었다. 그녀는 "하나"라는 단어를 이용하여 14개월 동안 이완반응을 수행했는데, 경험담을 직접 들어보면 이완반응이 그녀에게 무엇을 의미했는지 잘 알 수 있다.

이완반응은 나의 삶에 많은 변화를 가져왔다. 그것은 나를 신체적·정신적으로 느긋하게 만들었을 뿐 아니라, 나의 성격과 생활방식이 바뀌는 데 기여했다. 즉, 나는 더욱 차분하고 개방적인 성격이 되었으며, 특히 '생소하거나 잘 모르는 것'을 수용하는 태도를 취하게 되었다. 나는 인내심이 늘어났고, 심신이 건강해지면서 신체적 건강과 스태미너에 대한 열등감을 극복했다. 나는 건강

관리를 잘하고 있다. 나는 운동을 매일 열심히 하며, 운동을 일상생활의 한 부분으로 간주할 뿐 아니라 즐기기까지 한다. 나는 술을 덜 마시고 약도 덜 먹는다. 이완반응을 통해 혈압이 낮아지고 나니, 고혈압성 심장질환의 가족력을 뛰어넘을 수 있겠다는 느낌이 든다.

나는 이완반응을 사용할 때 행복감과 만족감을 느끼며, 전반적인 컨디션이 향상되었음을 실감한다. 어쩌다가 피치 못할 사정 때문에 이완반응을 빼먹어야 하는 날은, 태도와 에너지가 눈에 띄게 달라진다.

이완반응을 사용하는 동안에는, 지적·영적으로 좋은 일이 많이 일어난다. 때로는 오랫동안 무의식 중에 나를 괴롭혀 왔던 상황이나 문제점들에 대한 통찰이 생긴다. 이완반응 도중이나 직후에 창의적인 생각이 떠오르기도 한다. 나는 하루에 두 번(때로는 세 번)씩 이완반응을 사용할 계획이다. 나는 이완반응에 단단히 빠졌으며, 그런 탐닉을 사랑한다.

우리는 이완반응의 부작용에 대한 논평에도 귀를 기울일 필요가 있다. 이완반응을 촉발하는 데 사용되는 기법들은 하나같이, 불현듯 떠오른 잡념을 무시하

고 '소리·기도·단어("하나")·만트라의 반복'으로 복귀하
도록 훈련시킨다. 반면에, 전통적인 정신분석학적 수
행psychoanalytic practice은 당신의 무의식을 일깨운다는
명목하에 자유연상free-association thought에 매달리도록
훈련시킨다. 그러므로 이완반응과 정신분석학에서 사
용되는 기법에는 서로 상충되는 측면이 있다. 정신분석
학에 의존하는 사람들은 잡념을 무시하고 수용적 태도
를 취하는 데 어려움을 겪을 수 있으므로, 이완반응을
촉발하는 데 애를 먹을 수 있다.

　많은 명상 단체들의 기본적 가르침은 다다익선多多
益善, 즉 "약간의 명상으로 효과를 볼 수 있다면, 더 많
이 하면 더 많은 효과를 볼 수 있다"는 것이다. 이러한
주장은 추종자들에게 장기적인 명상을 수행하라고 격
려한다. 우리의 관찰에 따르면, 매일 수 시간씩 명상을
수행하는 사람들 중에는 환각을 경험하는 이들이 많다.
그러나 이완반응과 그런 바람직하지 않은 부작용 사이
에 직접적인 상관관계는 없다. 왜냐하면 그런 부작용을
겪는 사람들에게, 처음부터 그런 소인素因이 있었을 수
있기 때문이다. 예컨대, 일부 명상 기법을 옹호하는 사
람들은 명상이 '모든 정신적·신체적 고통을 덜어준다'

고 선전하며 정서적 문제가 있는 사람들을 끌어모으는 경향이 있다. 그러므로, 그런 명상 기법을 수련하는 사람들 중에는 정서장애를 가진 사람들이 포함되어 있을 수 있다. 더욱이, 과도한 일상적 이완반응을 수 주일 동안 촉발하는 경우에는 감각박탈sensory deprivation로 인해 환각을 초래할 수 있다. 그러나 하루에 한두 번, 한번에 10~20분 동안 이완반응을 촉발한 사람들 중에서는, 지금까지 지적한 부작용이 전혀 관찰되지 않았다.

부연하자면, 자신을 고립시키거나 외부세계의 압력을 회피할 목적으로 이완반응을 사용하는 것은 금물이다. 왜냐하면 외부세계의 압력은 일상적 기능을 수행하는 데 필수적이기 때문이다. 투쟁-도피반응은 종종 적절하므로 '언제나 해로운 것'으로 간주되어서는 안될 일이다. 투쟁-도피반응은 우리의 생리적·심리적 구조의 일부분이며, 현대세계의 많은 상황에 대한 유용한 반응useful reaction임을 명심하라.

현대사회는 우리에게 반복적인 투쟁-도피반응을 강요하지만, 우리는 그것을 우리 조상들이 사용했던 방식으로 사용하지 못한다. 왜냐하면, 투쟁-도피반응이 촉발될 때마다 하던 일을 멈추고 도망치거나 싸울 수는 없는 노릇이기 때문이다. "우리의 몸은 투쟁하거나 도피할 준비가 되어 있지만, 이러한 준비가 늘 유용한 것은 아니기 때문에 불안증, 고혈압, 고혈압 관련 질환을 초래하는 원인이 된다"는 것이 나의 지론이다. 이완반응은 투쟁-도피반응의 바람직스럽지 않은 징후를 상쇄하는 천연 균형추natural balance weight를 제공한다. 당신이 이완반응을 규칙적으로 촉발했다고 해서, '수동적인 은둔자'로 전락한 나머지 세상에서 기능을 상실하고 경쟁에서 탈락하는 것은 아니다. 그보다는 차라리, 나의 경험에 비춰 보면 규칙적으로 이완반응을 촉발하는 사람들은 '투쟁-도피반응을 촉발하는 상황'에 더욱 효율적으로 대처할 수 있었다.

요컨대 당신은 이완반응의 생리효과를 통해 더욱 균형 잡힌 상태에 도달함으로써, 어려운 상황에 슬기롭게 대처할 수 있다. 이완반응을 규칙적으로 촉발하는 한, 당신은 그런 균형잡힌 상태가 지속될 거라고 기대할 수 있다. 그와 대조적으로, 이완반응의 규칙적인 촉발을 중단할 경우, 당신은 어떤 기법(기도가 됐든, 초월명상이 됐든, 이 책에 소개된 그 어떤 기법이 됐든)을 사용하더라도 균형 잡힌 상태를 유지하지 못할 것이다.

# 에필로그

나는 이 책을 통틀어 "이완반응은 누구나 스위치를 켜서 사용할 수 있는 자연의 선물"이라는 사실을 증명하려고 노력했다. 심리학·생리학·의학·역사의 전통적인 경계를 넘나들며, 이완반응이 인체 내에 내장된 선천적 메커니즘innate mechanism임을 분명히 했다.

이완반응은 인간의 보편적인 능력이므로, 설사 동서고금의 종교에서 촉발되었다 하더라도 굳이 의식rite이나 비전적 수행esoteric practice의 힘을 빌리지 않고 당신 스스로 촉발할 수 있다. 종교적 수행과 신앙이 쇠퇴함에 따라 우리의 일상생활에서 이완반응의 경험이 빛을 잃었지만, 우리는 여전히 그 혜택을 손쉽게 누릴 수 있다.

미국인들은 대다수의 지구촌 주민들보다 높은 수준의 삶의 질과 풍요로움을 영위하고 있는 것처럼 보인다. 그러나 실상을 들여다보면 그렇지 않다. '풍요 속의 빈곤'이라는 말이 있듯, 그들은 풍요의 뿔cornucopia 안에서도 결코 행복하지 않다. 그들은 '성취한 것'과 '소유한 것'에 전혀 만족하지 않는다. 현대 서구사회에는 '성공과 출세는 아무리 비싼 가격을 치르더라도 반드시 쟁취해야 할 목표'라는 생각이 각인되어 있는 듯하다. 현대인들은 아무리 많은 성공과 출세를 경험하더라도 현재의 몫에 만족하지 않는다. 이상적인 노동윤리work ethic는 '금전적 성공이나 계층 상승은 광범위한 사람들에 의해 향유될 수 있다'는 개념을 강조한다. 그러나 금전적 성공과 계층 상승이라는 목표를 달성한 사람들조차 종종 만족하지 못하는 것이 현실이다. 그들은 종종 적응행동을 요구하는 상황 때문에 좌절하고 있는 자신을 발견한다. 한편, 경력 상승이나 금전적 성공이라는 목표 달성에 실패한 사람들에게도 적응행동은 필요하다. 불만족, 권태, 실업 또한 적응이 요구되는 상황으로 간주되어야 한다.

우리는 도처에서 적응행동이 요구되는 상황을 발견할 수 있다. 현대사회는 우리에게 '더 많이'와 '더 빨리'를 요구하는데, 이러한 태도는 우리에게 '느긋하게 생각할 시간'이나 '문제를 평가할 시간'을 허용하지 않는다. 문제가 발생했을 때, 우리는 빠르고 손쉬운 해결책을 찾기 마련이다. 우리는 과장광고에 속아 종종 약물에 의존한다. TV를 켜고 광고를 보면, 우리가 그런 식의 문제 해결에 얼마나 익숙해져 있는지 알 수 있다. 긴장, 통증, 불면증에 시달리는 경우, 알약이나 캡슐 하나만 꿀꺽 삼키면 문제가 금세 해결되지 않는가?

그렇다면 불안증이나 스트레스를 어떻게 해결하는 것이 바람직할까? 단도직입적으로 말해서, 이완반응을 규칙적으로 촉발함으로써 행동을 바꾸면 된다. 만약 이완반응을 '현대사회의 심리적·생리적 악영향을 효율적으로 상쇄하는 메커니즘'으로 간주한다면, 당신의 삶에서 중요한 자리를 '이완반응의 규칙적인 수행'에 내줘야 한다. 만약 이완반응을 규칙적으로 촉발함과 동시에 일상생활의 일부로 장착한다면, 당신의 교감신경계를 활성화하는 상황은 '교감신경계의 활성을 감소시키는 과정'에 의해 상쇄될 것이다. 어렵게 생각할 것 없다. 여러 개의 선천적 메커니즘 중 하나를 이용하여, 또 다른 선천적 메커니즘의 효과를 상쇄하면 그만이다.

서구사회는 오로지 투쟁-도피반응만을 지향한다. 어려운 일상적 상황에 대한 반응으로 반복적으로 촉발되는 투쟁-도피반응과 달리, 이완반응은 잠시 짬을 내어 의식적으로 노력할 때만 촉발된다. 현대사회는 이완반응의 중요성에 별로 주의를 기울이지 않는다. 아마도 우리의 노동윤리는 '시간을 내는 사람'을 비생산적이고 게으른 사람으로 간주할 것이다. 그와 동시에 현대사회는 (이완반응을 촉발하는) 수많은 전통적 방법들을 제거해버렸다. 한때 선인들이 수행했던 기도와 명상도 역사의 한 페이지를 장식하고 있을 뿐이다. 오늘날 이완반응이 더욱 필요한 것은, 세상이 광속으로 변화하고 있기 때문이다. 사회에서는 이완반응에 필요한 시간을 허용해야 한다. 커피 브레이크 대신 그런 선천적인 능력을 일상생활에 통합하는 게 더 합당하지 않을까?

당신은 이완반응을 촉발하는 수많은 방법들 중에서—세속적인 것이 됐든, 종교적인 것이 됐든, 동양적인 것이 됐든, 서양적인 것이 됐든—취향에 가장 잘 맞는 것을 아무 것이나 선택하면 된다. 그런 다음 이완반응을 일상생활에 재통합하면, 모든 혜택을 온전히 누릴 수 있다. 대부분의 사람들은 이 괄목할 만한 선천적 자산innate asset을 소홀히 하고 있다.

아래의 달력을 이용하면,
이완반응을 당신의 일상생활에 통합하는 데 도움이 된다.

| | 일 | 월 | 화 | 수 | 목 | 금 | 토 |
|---|---|---|---|---|---|---|---|
| 1주 | | | | | | | |
| 2주 | | | | | | | |
| 3주 | | | | | | | |
| 4주 | | | | | | | |
| 5주 | | | | | | | |

이완반응을 수행할 때마다, 적당한 칸에 표시(✓) 를 하라.

# 감사의 글

지금까지 나와 함께 연구를 수행한 동료들 중 대부분은 여성이었다. 그분들에게 심심한 감사를 표한다. 여성들이 남성보다 심신의학의 기본 개념을 좀 더 잘 이해하고 일상생활에 더 유용하게 활용한다는 사실은, 우리 연구를 통해 이미 확인되었다. 과거에 여성 환자들에 대한 오진율이 더 높았고 여성들이 종종 '히스테리컬하다'는 평을 받았던 건 어쩌면 이 때문인지도 모른다.

의료 관행에 관한 한, 우리 사회는 아직도 시대에 역행하고 있는 것 같다. 남성 의료인들은 여성들이 쉽게 이해하는 심신요법을 적극적으로 수용하기보다는, 선뜻 납득할 수 없다거나 정확한 수치로 나타낼 수 없다는 이유를 들어 외면해 버리는 경향이 있다. 신념체계와 생리 구조, 즉 감정과 건강 간의 상호작용에 관한 한, 여성이 남성보다 훨씬 우위에 있다는 사실은 이미 많은 연구를 통해 입증되었다. 1970년대부터 1990년대에 이르는 동안 의료계에 대거 진출한 여성 의사들 중 대부분은 현재 환자들에게 심신요법을 적극 권장하고 있다. 머지않아 많은 여성들이 의학계의 중요한 위치에 자리잡게 될 텐데, 그 때가 되면 심신의학이 괄목할 만한 성장을 이루게 될 것이다.

의사의 소명은 사람들을 돕는 것이라며 침대 머리에서 아버지가 아들을 타이르듯 늘 자상히 지도해 주었고, 좌충우돌하며 정신없이 지내던 시절 따뜻한 격려를 아끼지 않은 스승들이 곁에 있다는 것이 나에게는 커다란 행운이었다. 로버트 H. 에버트, 로버트 B. 엘리스, 마크 D. 알트슐레는, 의사들이 환자들의 호소에 귀 기울이며 심신을 모두 치유할 수 있는 최선의 방법을 찾던 시절 명성을 날렸던 권위자들이다. 그 위대한 스승들은 나의 과학적 발견이 세상에 널리 보급되는 과정에서도 든든한 버팀목이 되어주셨다.

윌리엄 K. 쿠어스, 로런스 S. 록펠러, 아르만 시몬, 존 템플턴에게도 심심한 감사를 표한다. 이분들 덕분에 나와 동료들은 이완반응과 신념·신앙체계, 그리고 위약효과의 본질에 대한 이해의 지평을 넓힐 수 있었다.

나의 절친한 친구이자 연구동료인 리처드 프리드먼이 우리 팀에 합류한 것은 1986년이었다. 생리학 연구와 임상분야 모두에서 권위자이며 조직의 구성과 관리에도 천부적인 소질을 지니고 있던 그는, 온 세상이 우리의 발견을 환영하는 미래를 그릴 수 있도록 늘 격려해 주었다. 안타깝게도 그는 2년 전 세상을 떠났다. 그러나 자신이 심혈을 기울였던 심신의학이 의료계에서 서서히 수용되고 있는 상황을 확인하고 떠났으니, 그나마 위안이 된다. 그가 세상을 떠나기 얼마 전, 『사이언스』지에서는 그의 업적을 3페이지에 걸쳐 게재했다. 주류학계의 명망있는 저널로서는 이례적인 일이었다. 그 기사를 읽고 리처드가 얼마나 기뻐했는지 나는 모른다.

나는 가족들에게 이루 형언할 수 없는 고마움을 느끼고 있다. 내가 처음 이 작업에 착수했을 때, "미쳤다"

고 수군대는 사람들이 있었다. 아내와 두 아이들의 끝없는 격려와 배려가 없었다면, 나는 진짜 미쳤을지도 모른다. 최근 아내와 나는 할머니와 할아버지가 되는 축복까지 받았다.

끝으로 이 개정판을 발행하기 위해 헌신적 노력을 아끼지 않은 마크 스타크에게 감사의 뜻을 전한다.

이 책의 초판이 발간된 25년 전만 해도 웹사이트라는 단어는 사전에 나오지도 않았다. 앞으로 25년 뒤인 2025년에는 그 단어가 다시 사라지고 없을지도 모른다. 또한 그 때는 약물요법과 외과요법도 많이 달라져 있을 것이다. 그러나 강산이 여러 번 바뀌어도 변하지 않을 것이 있다. 인간의 정신과 신체 사이의 상호작용의 힘, 신념체계의 힘, 자가치유의 힘은 우리와 함께할 것이다. 영원히!

허버트 벤슨 박사

보스턴, 매사추세츠

# 참고문헌

Abrahams, V.C.; Hilton, S. M.; and Zbrozyna, A.W. "Active Muscle Vasodilatation Produced by Stimulation of the Brain Stem: Its Significance in the Defense Re action." *Journal of Physiology* 154 (1960): 491-513.

————. "The Role of Active Muscle Vasodilatation in the Altering Stage of the Defense Reaction." *Journal of Physiology* 171 (1964): 189-202.

Alexander, F. "Emotional Factors in Essential Hypertension. Presentation of a Tentative Hypothesis." *Psychosomatic Medicine* 1 (1939): 173-179.

Allison, J. "Respiration Changes During Transcendental Meditation." *Lancer* i *(1970):* 833-834.

Anand, B. K.; Chhina, G. S.; and Singh, B. "Some As pects of Electroencephalographic Studies in Yogis."

*Electroencephalography and Clinical Neurophysiology* 13 (1961): 452-456.

————. "Studies on Shri Ramananda Yogi During His Stay in an Air-tight Box." *Indian Journal of Medical Research* 49 (1961): 82-89.

Ashvagosha. *The Awakening of Faith.* Translated by T. Richard. London: Charles Skilton, 1961.

Astin, J. A. "Why Patients Use Alternative Medicine." *Journal of the American Medical Association* 279 (1998): 1548-1553.

Ayman, D. "The Personality Type of Patients with Arte riolar Essential Hypertension." *American Journal of the Medical Sciences* 186 (1933): 213-223.

Bagchi, B. K., and Wenger, M. A. "Electrophysiological Correlations of Some Yoga Exercises." *Electroencephalography and Clinical Neurophysiology* 7 (1957): 132-149.

Barber, T. X. "Physiological Effects of Hypnosis." *Psychological Bulletin* 58 (1961): 390-419.

Beary, J. F., and Benson, H. "A Simple Psychophysio logic Technique which Elicits the Hypometabolic Changes of the Relaxation Response." *Psychosomatic Medicine* 36 (1974): 115-120.

Becker, B. J. P. "Cardiovascular Disease in the Bantu and Coloured Races of South Africa." *South African Journal of Medical Sciences* 11 (1946): 107-120.

Beecher, H. "The Powerful Placebo." *Journal of the Amer ican Medical Association* 159 (1955): 1602-1606.

A Benedictine of Stanbrook Abbey. *Mediaeval Mystical Tradition and Saint John of the Cross.* London: Burns & Oates, 1954.

Benson, H. "Yoga for Drug Abuse." *New England Journal of Medicine* 281 (1969): 1133.

———. "Methods of Blood Pressure Recording: 1733 to 1971." *In Hypertension: Mechanisms and Management, edited by G. Onesti; K. E. Kim; and J. H. Moyer, pp.* 1-8. New York: Grune and Stratton, 1973.

———. "Transcendental Meditation-Science or Cult?" *Journal of the American Medical Association* 227 (1974): 807.

———. "Your Innate Asset for Combatting Stress." *Harvard Business Review* 52 (1974): 49-60.

———. "Decreased Alcohol Intake Associated with the Practice of Meditation: A Retrospective Investigation." *Annals of the New York Academy of Sciences* 233 (1974): 174-177.

———. *Beyond the Relaxation Response.* New York: Times Books, 1984.

———. *Timeless Healing: The Power and Biology of Belief.* New York: Scribner, 1996.

Benson, H.; Beary, J. F; and Carol, M. P. "The Relax ation Response." *Psychiatry* 37 (1974): 37-46.

Benson, H.; Costa, R.; Garcia-Palmieri, M. R.; Feliberti, M.; Aixala, R.; Blanton, J. A., and Colon, A. A. "Coronary Heart Disease Risk Factors: A Compar ison of Two Puerto Rican Populations." *American Journal of Public Health and the Nation's Health* 56 (1966): 1057-1060.

Benson, H., and Dusek, J. A. "Self-Reported Health and Illness and the Use of Conventional and Unconven tional Medicine and Mind/Body Healing by Christian Scientists and Others." *Journal of Nervous and Mental Disease* 187 (1999): 540-549.

Benson, H., and Friedman, R. "Harnessing the Power of the Placebo Effect and Renaming It Remembered Wellness." *Annual Review of Medicine* 47 (1996): 193-199.

Benson, H.; Greenwood, M. M.; and Klemchuk, H. P. "The Relaxation Response: Psychophysiologic As pects and Clinical Applications." *Psychiatry in Medicine,* 6 (1975): 87-98.

Benson, H.; Herd, J. A.; Morse, W. H.; and Kelleher, R. T. "Behaviorally Induced Hypertension in the Squirrel Monkey." *Circulation Research Supplement* 1 26-27 (1970):21-26.

Benson, H.; Herd, J. A.; Morse, W. H.; and Kelleher, R.T. "Behavioral Induction of Arterial Hypertension and its Reversal." *American Journal of Physiology* 217 (1969): 30-34.

Benson, H.; Klemchuk, H. P.; and Graham, J. R. "The Usefulness of the Relaxation Response in the Ther apy of Headache." *Headache* 14 (1974): 49-52.

Benson, H.; Lehmann, J. W.; Malhotra, M. S.; Goldman, R. F; Hopkins, J.; and Epstein, M. D. "Body Tem perature Changes During the Practice of G Tum Mo (Heat) Yoga." *Nature* 295 (1982): 234-236.

Benson, H.; Marzetta, B. R.; and Rosner, B. A. "De creased Blood Pressure Associated with the Regular Elicitation of the Relaxation Response: A Study of Hypertensive Subjects." In *Contemporary Problems in Cardiology,* Vol. 1, *Stress and the Heart,* edited by R. S. Eliot, pp. 293-302. Mt. Kisco, New York: Fu tura, 1974.

————. "Decreased Systolic Blood Pressure in Hyper tensive Subjects Who Practiced Meditation." *Journal of Clinical Investigation* 52 (1973): 8a.

Benson, H.; Rosner, B. A.; Marzetta, B. R.; and Klem chuk, H. P. "Decreased Blood Pressure in Pharma cologically Treated Hypertensive Patients Who Regularly Elicited the Relaxation Response." *Lancet* i (1974): 289-291.

———. "Decreased Blood Pressure in Borderline Hypertensive Subjects Who Practiced Meditation." *Journal of Chronic Diseases* 27 (1974): 163-169.

Benson, H.; Shapiro, D.; Tursky, B.; and Schwartz, G. E. "Decreased Systolic Blood Pressure through Operant Conditioning Techniques in Patients with Essen tial Hypertension." *Science* 173 (1971): 740-742.

Benson, H.; and Stuart, E.; Staff of the Mind/Body Medical Institute. *The Wellness Book.* New York: Carol, 1992.

Benson, H., and Wallace, R. K. "Decreased Drug Abuse with Transcendental Meditation — A Study of 1,862 Subjects." In *Drug Abuse — Proceedings of the International Conference,* edited by C. J. D. Zarafonetis, pp. 369-376. Philadelphia: Lea and Febiger, 1972.

Berkson, D. M.; Stamler, J.; Lindbergh, H. A.; Miller, W.; Mathias, H.; Lasky, H.; and Hall, Y. "Socioeconomic Correlates of Atherosclerotic and Hypertensive Heart Disease." *Annals of the New York Academy of Sciences* 84 (1960): 835-850.

Blair, D. A.; Glover, W. E.; Greenfield, A. D. M.; and Roddie, I. C. "The Activation of Cholinergic Va-sodilator Nerves in the Human Forearm During Emotional Stress." *Journal of Physiology* 148 (1959): 633-647.

Bokser, Rabbi Ben Zion. *From the World of the Cabbalah.* New York: Philosophical Library, 1954.

Brebbia, D. R., and Altshuler, K. Z. "Oxygen Consumption Rate and Electroencephalographic Stage of Sleep." *Science* 150 (1965): 1621-1623.

Brod, J. "Essential Hypertension: Haemodynamic Observations with a Bearing on its Pathogenesis." *Lancet* ii (1960): 773-778.

———. "Haemodynamic Response to Stress and its Bearing on the Haemodynamic Basis of Essential Hypertension." In *The Pathogenesis of Essential Hypertension. Proceedings of the Prague Symposium,* edited by J. H. Cort, pp. 256-264. Prague: State Medical Publishing House, 1961.

———. "Circulation in Muscle During Acute Pressor Responses to Emotional Stress and During Chronic Sustained Elevation of Blood Pressure." *American Heart Journal* 68 (1964): 424-426.

Brod, J.; Fenci, V.; Hejl, Z.; and Jirka, J. "Circulatory Changes Underlying Blood Pressure Elevation During Acute Emotional Stress (Mental Arithmetic) in Normotensive and Hypertensive Subjects." *Clinical Science* 18 (1959): 269-279.

Brod, J.; Fencl, V.; Hejl, Z.; Jirka, J.; Ulrych, M. "General and Regional Haemodynamic Pattern Underlying Essential Hypertension." *Clinical Sciences* 23 (1962): 339-349.

Butler, C. *Western Mysticism*. London: Constable, 1922.

Cannon, W. B. "The Emergency Function of the Adrenal Medulla in Pain and the Major Emotions." *American Journal of Physiology* 33 (1914): 356-372.

———. *Bodily Changes in Pain, Hunger, Fear and Rage*. New York: Appleton, 1929.

———. *The Way of an Investigator: A Scientist's Experiences in Medical Research*. New York: W. W. Norton, 1945.

Chan, W. *A Source Book in Chinese Philosophy*. Princeton: Princeton University Press, 1963.

Chang, C.-Y. *Creativity and Taoism*. New York: Julian Press, 1963.

Christenson, W. N., and Hinkel, L. E. "Differences in Illness and Prognostic Signs in Two Groups of Young Men." *Journal of the American Medical Association* 177 (1961): 247-253.

*The Cloud of Unknowing*. Translated by Ira Progoff. New York: Dell Books, 1957.

Clynes, M. "Toward a View of Man." In *Biomedical Engineering Systems,* edited by M. Clynes and J. Milsum. New York: McGraw-Hill, 1970.

Cohen, M. E., and White, P. D. "Life Situations, Emotions and Neurocirculatory Asthenia (Anxiety Neurosis, Neurasthenia, Effort Syndrome)." *Research Publications of the Association for Research in Nervous and Mental Disease* 29 (1950): 832-869.

Crasilneck, H. B., and Hall, J. A. "Physiological Changes Associated with Hypnosis: A Review of the Litera ture Since 1948." *International Journal of Clinical and Experimental Hypnosis* 7 (1959): 9-50.

Cruz-Coke, R. "Environmental Influences and Arterial Blood Pressure." *Lancet* ii (1960):885-886.

Dahl, L. K.; Knudson, K. D.; Heine, M.; and Leitl, G. "Hypertension and Stress." *Nature* 219 (1968): 735-736.

Datey, K. K.; Deshmukh, S. N.; Dalvi, C. P.; and Vinekar, S. L. "Shavasan': A Yogic Exercise in the Management of Hypertension." *Angiology* 20 (1969): 325-333.

Davis, R.C., and Kantor, J. R. "Skin Resistance During Hypnotic

State." *Journal of General Psychology* 13 (1935): 62-81.

Dayton, S.; Pearce, M. L.; Hashimoto, S.; Dixon, W. J.; and Tomiyasu, U. "A Controlled Clinical Trial of a Diet High in Unsaturated Fat in Preventing Complications of Atherosclerosis." *Circulation* 40 (1969): 58-60.

Dean, S.R."*Is There an Ultraconscious Beyond the Unconscious?*" *Canadian Psychiatric Association Journal* 15 (1970): 57-61.

Decker, D. G., and Rosenbaum, J. D. The Distribution of Lactic Acid in Human Blood." *American Journal of Physiology* 138 (1942-43): 7-11.

Dudley, D. L.; Holmes, T. H.; Martin, C. J.; and Ripley, H.S. "Changes in Respiration Associated with Hyp notically Induced Emotion, Pain, and Exercise." *Psychosomatic Medicine* 26 (1963): 46-57.

Dykman, R. A., and Gantt, W. H. "Experimental Psy chogenic Hypertension: Blood Pressure Changes Conditioned to Painful Stimuli (Schizokinesis)." *Bulletin of the Johns Hopkins Hospital* 107 (1960): 72-89.

Eich, R. H.; Cuddy, R. P.; Smulyan, H.; and Lyons, R. H. "Haemodynamics in Labile Hypertension." *Circulation* 34 (1966): 299-307.

Eliade, M. *Yoga: Immortality and Freedom*. Translated by W. R. Trask. London: Routledge and Kegan Paul, 1958.

Estabrooks, G. H. The Psychogalvanic Reflex in Hypnosis. *Journal of General Psychology* 3 (1930): 150-157.

Fischer, R. "A Cartography of the Ecstatic and Medita-tive States." *Science* 174 (1971): 897-904.

Folkow, B., and Rubinstein, E. H. "Cardiovascular Effects of Acute and Chronic Stimulations of the Hy pothalamic Defense Area in the Rat." *Acta Physiologica Scandinavica* 68 (1966): 48-57.

Forsyth, R. P. Blood Pressure and Avoidance Condi tioning. A Study of 15-day Trials in the Rhesus Monkey. *Psychosomatic Medicine* 30 (1968): 125-135.

Friedman, E. H.; Hellerstein, H. K.; Eastwood, G. L.; and Jones, S. E. Behavior Patterns and Serum Cholesterol in Two Groups of Normal Males. *American Journal of the Medical Sciences* 255 (1968): 237-244.

Friedman, M., and Rosenman, R. H. "Association of Specific Overt Behavior Pattern with Blood and Cardiovascular Findings. *Journal of the American Medical Association* 169 (1959): 1286-1296.

Frohlich, E. D.; Tarazi, R. C.; and Dustan, H. P. Reex-amination of the Hemodynamics of Hypertension." *American Journal of the Medical Sciences* 257 (1969): 9-23.

Fujisawa, C. *Zen and Shinto*. New York: Philosophical Library, 1959.

Galbraith, J. K. *The Affluent Society*. New York: New American Library, 1958.

Gampel, M. B.; Slome, C.; Scotch, N., and Abramson, J. H. "Urbanization and Hypertension among Zulu Adults." *Journal of Chronic Diseases* 15 (1962): 67-70.

Geiger, H. J., and Scotch, N. A. "The Epidemiology of Essential Hypertension. A Review with Special At tention to Psychologic and Sociocultural Factors. (1) Biologic Mechanisms and Descriptive Epidemi ology." *Journal of Chronic Diseases* 16 (1963): 1151-1182.

Gellhorn, E. *Principles of Autonomic-Somatic Interactions.*

Minneapolis: University of Minnesota Press, 1967.

Gellhorn, E., and Kiely, W. F. Mystical States of Consciousness: Neurophysiological and Clinical As pects. *Journal of Nervous and Mental Disease* 154 (1972): 399-405.

Glock, C. Y., and Lennard, H. L. "Studies in Hyperten-sion, V. Psychologic Factors in Hypertension: An In terpretative Review." *Journal of Chronic Diseases* 5 (1957): 174-185.

Goldblatt, H.; Lynch, J.; Hanzal, R. F; and Summerville, W. W. "Studies of Experimental Hypertension. I. The Production of Persistent Elevation of Systolic Blood Pressure by Means of Renal Ischemia." *Journal of Experimental Medicine* 59 (1934): 347-379.

Gordon, N. P.; Sobel, D. S., and Tarazona, E. Z. "Use of and Interest in Alternative Therapies Among Adult Primary Care Clinicians and Adult Members in a Large Health Maintenance Organization." *Western Journal of Medicine* 169 (1998): 153-161.

Gordon, T., and Devine, B. "Hypertension and Hyper tensive Heart Disease in Adults. Vital and Health Statistics." *Washington, D. C.: Government Printing Office* (PHS Publication No. 1000), 1966. pp. 1-11.

Gordon, T., and Waterhouse, A. M. "Hypertension and Hypertensive Heart Disease." *Journal of Chronic Diseases* 19 (1966): 1089-1100.

Gorton, B. E. "Physiology of Hypnosis. *Psychiatric Quarterly* 23 (1949): 317-343, 457-485.

Graham, J. D. P. "High Blood Pressure after Battle." *Lancet* 248 (1945): 239.-240.

Grollman, A. "Physiological Variations in the Cardiac Output of Man." *American Journal of Physiology* 95 (1930): 274-284.

Grosz, H. J., and Farmer, B. B. "Pitts' and McClure's Lactate-Anxiety Study Revisited." *British Journal of Psychiatry* 120 (1972): 415-418.

Gutmann, M. C., and Benson, H. "Interaction of Envi ronmental Factors and Systemic Arterial Blood Pressure: A Review." *Medicine* 50 (1971): 543-553.

Hamilton, J. A. "Psychophysiology of Blood Pressure. I. Personality and Behavior Ratings. *Psychosomatic Medicine* 4 (1942): 125-133.

Harburg, E., Smedes, T.; Strauch, P.; Ward, L.; Nunce, R.; Stack, A.; and Donahue, K. "Progress Report: Stress and Heredity in Negro-White Blood Pressure Differences." United States Public Health Service and Michigan Heart Association (HS 00164-05), January 1970. pp. 1-26.

Harris, R. E., and Singer, M. T. "Interaction of Person-ality and Stress in the Pathogenesis of Essential Hy pertension." *Hypertension, Proceedings of the Council of High Blood Pressure Research* 16 (1967): 104-115.

Harris, R. E.; Sokolow, M.; Carpenter, L. B.; Freedman, M.; and Hunt, S. P. "Response to Psychologic Stress in Persons who are Potentially Hypertensive." *Circulation* 7 (1953): 874-879.

Hart, J. T. "Autocontrol of EEG Alpha." *Psychophysiology* 4 (1968): 506.

Hawkins, D. R.; Purveur, H. B.; Wallace, C. D.; Deal, W. B.; and Thomas, E. S. "Basal Skin Resistance during Sleep and 'Dreaming." *Science* 136 (1962): 321-322.

Henry, J. P., and Cassel, J. C. "Psychosocial Factors in Essential Hypertension. Recent Epidemiologic and Animal Experimental Evidence." *American Journal of Epidemiology* 90 (1969): 171-200.

Henry, J. P.; Meehan, J. P.; and Stephens, P. M. "The Use of Psychosocial Stimuli to Induce Prolonged Systolic Hypertension in Mice." *Psychosomatic Medicine* 29 (1967): 408-432.

Herbert, J. *Shinto; at the Fountain-head of Japan.* London: Allen and Unwin, 1967.

Herd, J. A.; Morse, W. H.; Kelleher, R. T.; and Jones, T. G. "Arterial Hypertension in the Squirrel Monkey During Behavioral Experiments." *American Journal of Physiology* 217 (1969): 24-29.

Hess, W. R. *The Functional Organization of the Diencephalon*, New York: Grune and Stratton, 1957.

Hess, W. R., and Brugger, M. Das Subkortikale Zen-trum der Affektiven Abwehrreaktion. *Helvetica Physiologica et Pharmacologica Acta* 1 (1943): 33-52.

Heymans, C.; Bouckaert, L.; and Dautrebande, L. "Sur la Regulation Reflexe de la Circulation par les Nerfs Vasosensibles du Sinus Carotidien." *Archives Internationales de Pharmacodynamie et de Therapie* 40 (1931): 292-343.

Hilton, S. M. "Hypothalamus Regulation of the Cardiovascular System." *British Medical Bulletin* 22 (1966): 243-248.

Hinkle, L. E., and Wolff, G. E. "The Role of Emotional and Environmental Factors in Essential Hypertension." In *The Pathogenesis of Essential Hypertension. Proceedings of the*

*Prague Symposium,* edited by J. H. Cort, pp. 129-143. Prague: State Medical Publish ing House, 1961.

Hoenig, J. "Medical Research on Yoga." *Confinia Psychiatrica* II (1968): 69-89.

Holmes, T. H., and Rahe, R. H. "The Social Readjustment Rating Scale." *Journal of Psychosomatic Research* 11 (1967): 213.

*Huang Ti Nei Ching Su Wn. The Yellow Emperor's Classic of Internal Medicine.* Translated by Ilza Veith. Berke ley: University of California Press, 1966.

Ishiguro, H. *The Scientific Truth of Zen.* Tokyo: Zenrigaku Society, 1964.

Jacobson, E. *Progresssive Relaxation.* Chicago: University of Chicago Press, 1938.

James, W. *Letters.* Boston: Atlantic Monthly Press, 1920.

————. *The Varieties of Religious Experience.* New York: New American Library, 1958.

Jana, H. "Energy Metabolism in Hypnotic Trance and Sleep." *Journal of Applied Physiology* 20 (1965): 308-310.

————. "Effect of Hypnosis on Circulation and Respiration." *Indian Journal of Medical Research* 55 (1967): 591-598.

Jenkins, C. D.; Rosenman, R. H.; and Friedman, M. "Development of an Objective Psychological Test for the "Determination of the Coronary-Prone Behavior Pattern in Employed Men." *Journal of Chronic Diseases* 20 (1967): 371-379.

John of Ruysbroeck. *The Adornment of the Spiritual Alphabet.* Translated by C. A. Wynschenk. London: J. M. Dent & Sons,

1916.

Johnson, R. C. *Watcher on the Hills.* New York: Harper and Brothers, 1959.

Johnston, W. *Christian Zen.* New York: Harper & Row, 1971.

Jones, M.,and Mellersh, V. Comparison of Exercise Response in Anxiety States and Normal Controls." *Psychosomatic Medicine* 8 (1946): 180-187.

Kalis, B.; Harris, R.; Bennett, L. F; and Sokolow, M. "Personality and Life History Factors in Persons Who Are Potentially Hypertensive. *Journal of Nervous and Mental Disease* 132 (1961): 457-468.

Kamiya, J. "Operant Control of the EEG Alpha Rhythm and Some of Its Reported Effects on Consciousness." In *Altered States of Consciousness,* edited by C. T. Tart, pp. 507-517. New York: John Wiley & Sons, 1969.

Kannel, W. B.; Dawber, T. R.; Kagan, A.; and Revorskie, N. "Factors of Risk in the Development of Coronary Heart Disease — Six Year Follow-up Experience." *Annals of Internal Medicine* 55 (1961): 33-50.

Kannel, W. B.; Schwartz, M. J.; and McNamara, P. M. Blood Pressure and Risk of Coronary Heart Disease: The Framingham Study. Diseases of the Chest 56 (1969): 43-52.

Karambelkar, P. V.; Vinekar, S. L.; and Bhole, M. V. "Studies on Human Subjects Staying in an Air-tight Pit." *Indian Journal of Medical Research* 56 (1968): 1282-1288.

Kasamatsu, A., and Hirai, T. "An Electroencephalo graphic Study on the Zen Meditation (Zazen)." *Folia Psychiatrica et Neurologica Japonica* 20 (1966): 315-336.

Kass, E. H., and Zinner, S. H. "How Early Can the Tendency Toward Hypertension be Detected?" *Milbank Memorial Fund Quarterly* 47 (1969): 143-152.

Katkin, H. S., and Murray, E. N. Instrumental Condi-tioning of Autonomically Mediated Behavior: Theo retical and Methodological Issues." *Psychological Bulletin* 70 (1968): 52-68.

Keith, R. L.; Lown, B.; and Stare, F. J. "Coronary Heart Disease and Behavior Patterns." *Psychosomatic Medicine* 27 (1965): 424-434.

Kezdi, P. "Etiologic Mechanisms in Prehypertension." *Current Theory of Research and Clinical Experimentation* 5 (1963): 553-563.

————. "Neurogenic Control of the Blood Pressure in Hypertension." *Cardiologia* 51 (1967): 193-203.

Kleitman, N. *Sleep and Wakefulness*. Chicago: University of Chicago Press, 1963.

Kreider, M. B., and lampietro, P. F. "Oxygen Consumption and Body Temperature During Sleep in Cold Environments." *Journal of Applied Physiology* 14 (1959): 765-767.

Kroenke, K., and Mangelsdorff, A. D. "Common Symp toms in Ambulatory Care: Incidence, Evaluation, Therapy and Outcome." *American Journal of Medicine* 86 (1989): 262-266.

Langford, H. G.; Watson, R. L., and Douglas, B. H. "Factors Affecting Blood Pressure in Population Groups." *Transactions of the Association of American Physicians* 81 (1968): 135-146.

Lapin, B. A. "Response of the Cardiovascular System of Monkeys to Stress." *Acta Cardiologica* II (1965): 276-280.

Laragh, J. H. Recent Advances in Hypertension." *American Journal of Medicine* 39 (1965): 616-645.

Lennard, H. L., and Glock, C. Y. "Studies in Hypertension, VI, Differences in the Distribution of Hyper tension in Negroes and Whites; An Appraisal." *Journal of Chronic Diseases* 5 (1957): 186-196.

Levander, V. L.; Benson, H.;Wheeler, R.C., and Wallace, R. K. "Increased Forearm Blood Flow During a Wakeful Hypometabolic State." *Federation Proceedings* 31 (1972): 405.

Levene, H. I.; Engel, B. T.; and Pearson, J. A. "Differential Operant Conditioning of Heart Rate." *Psychosomatic Medicine* 30 (1968): 837-845.

Levine, S. A. "Angina Pectoris in Father and Son." *American Heart Journal* 66 (1963): 49-52.

Louis, W. J.; Doyle, A. E.; and Anavekar, S. "Plasma Norepinephrine Levels in Essential Hypertension." *New England Journal of Medicine* 288 (1973): 599-601.

Lowell, P. *The Soul of the Far East.* Boston: Houghton Mifflin, 1892.

Luthe, W., ed. *Autogenic Therapy.* Vols. 1-5. New York: Grune and Stratton, 1969.

Maddocks, I. The Influence of Standard of Living on Blood Pressure in Fiji." *Circulation* 24 (1961): 1220-1223.

Maharishi Mahesh Yogi. *The Science of Being and Art of Living.* London: International SRM Publications, 1966.

Marzetta, B. R.; Benson, H.; and Wallace, R. K. Com-batting Drug Dependency in Young People; A New Approach." *Counterpoint* 4 (1972): 13-36.

Miall, W. E.; Kass, E. H.; Ling, J.; and Stuart, K. L. "Factors Influencing Arterial Pressure in the General Population in

Jamaica." *British Medical Journal* 2 (1962): 497-506.

Miall, W. E., and Oldham, P. D. Factors Influencing Ar-terial Blood Pressure in the General Population." *Clinical Science* 17 (1958): 409-444.

Miller, N. E. "Learning of Visceral and Glandular Responses." *Science* 163 (1969): 434-445.

Molen, R. V.; Brewer, G.; Honeyman, M. F; Morrison, J.; and Hoobler, S. W. "A Study of Hypertensive Twins." *American Heart Journal* 79 (1970): 454-457.

Naranjo, C., and Ornstein, R. E. *On the Psychology of Meditation*. New York: Viking Press, 1971.

Needleman, J. *The New Religions*. Garden City, N.Y.: Doubleday, 1970.

NIH Technology Assessment Panel on Integration of Be-havioral and Relaxation Approaches into the Treat ment of Chronic Pain and Insomnia. *Journal of the American Medical Association* 276 (1996): 313-318.

Norwich, J. J., and Sitwell, R. *Mount Athos*. New York: Harper & Row, 1966.

Organ, T. W. *The Hindu Quest for the Perfection of Man*. Athens, Ohio: Ohio University Press, 1970.

Ornstein, R. E. *The Psychology of Consciousness*. San Francisco: W. H. Freeman, 1972.

Ostfeld, A. M., and Lebovits, B. Z. "Personality Factors and Pressor Mechanisms in Renal and Essential Hypertension." *Archives of Internal Medicine* 104 (1959): 43-52.

————. "Blood Pressure Lability: A Correlative Study." *Journal of Chronic Diseases* 12 (1960): 428-439.

Ostfeld, A. M., and Shekelle, R. B. "Psychological Vari-ables and Blood Pressure." In *The Epidemiology of Hypertension,* edited by J. Starler; R. Stamler; and T. N. Pullman, pp. 321-331. New York: Grune and Stratton, 1967.

Osuna, F F D. *The Third Spiritual Alphabet.* New York: Benziger Brothers, 1931.

Otto, R. *Mysticism East and West: A Comparative Analysis of the Nature of Mysticism.* New York: Macmillan, 1932.

Palmer, R. S. Psyche and Blood Pressure. One Hun dred Mental Stress Tests and Fifty Personality Sur veys in Patients with Essential Hypertension." *Journal of the American Medical Association* 144 (1950): 295-298.

Patel, C. H. Yoga and Biofeedback in the Management of Hypertension." *Lancet* ii (1973): 1053-1055.

————. "12-Month Follow-up of Yoga and Biofeedback in the Management of Hypertension." *Lancet* i (1975): 62-64.

Pitts, F N., Jr., and McClure, J. N., Jr. Lactate Metabo lism in Anxiety Neurosis." *New England Journal of Medicine* 277 (1967): 1329-1336.

Rahe, R. H. "Subjects' Recent Life Changes and Their Near-Future Illness Reports. Annals of Clinical Research 4 (1972): 250-265.

Ramamurthi, B. "Yoga: An Explanation and Probable Neurophysiology." *Journal of the Indian Medical Association* 48 (1967): 167-170.

Reschtschaffen, A.; Kales, A.; Berger, R. J.; Dement, W. C.; Jacobson,

A.; Johnson, L. C.; Jouvet, M.; Monroe, L. J.; Oswald, I.; Roffward, H. P.; Roth, B.; and Walter, R. D. *A Manual of Standardized Termi nology, Technique and Scoring System for Sleep Stages of Human Subjects.* Washington, D.C.: U.S. Govern ment Printing Office (Public Health Service), 1968.

Rierenbaum, M. L.; Fleischman, A. I.; Raichelson, R. I.; Hayton, T.; Watson, P. B. "Ten-Year Experience of Modified-Far Diets on Younger Men with Coronary Heart Disease." *Lancet* i (1973): 1404-1407.

Robbins, P. R. Personality and Psychosomatic Illness: A Selective Review of Research." *Genetic Psychology Monographs* 80 (1969): 51-90.

Roberts, A. H.; Kewman, D. G.; Mercier, L., and Hov-ell, M. "The Power of Nonspecific Effects in Heal ing: Implications for Psychosocial and Biological Treatments." *Clinical Psychology Review* 13 (1993): 375-391.

Robin, E. D.; Whaley, R. D.; Crump, C. H; and Travis, D. M. "Alveolar Gas Tensions, Pulmonary Ventila tion and Blood pH During Physiologic Sleep in Normal Subjects." *Journal of Clinical Investigation* 37 (1958): 981-989.

Rosenman, R. H., and Friedman, M. "Behavior Patterns, Blood Lipids, and Coronary Heart Disease." *Journal of the American Medical Association* 184 (1963): 934-938.

Rosenman, R. H.; Friedman, M., Straus, R.;Wurm, M.; Jenkins, D.; and Messinger, H. Coronary Heart Disease in the Western Collaborative Group Study." *Journal of the American Medical Association* 195 (1966): 86-92.

Rosenman, R. H.; Friedman, M.; Straus, R.;Wurm, M.; Kositechek, R.; Hahn, W.; and Werthessen, N. T. A Predictive Study of

Coronary Heart Disease." *Journal of the American Medical Association* 189 (1964): 15-22.

Ross, F H. *Shinto, The Way of Japan*. Boston: Beacon Press, 1965.

Ross, R., and Glomset, T. A. Atherosclerosis and the Arterial Smooth Muscle Cell. *Science* 180 (1973): 1332-1339.

Rousch, W. "Herbert Benson: Mind-Body Maverick Pushes the Envelope." *Science* 276 (1997): 357-359.

Rushmer, R. F. *Cardiovascular Dynamics*. Philadelphia: W. B. Saunders, 1961.

Ruskin, A.; Beard, O. W.; and Schaffer, R. L. "Blast Hypertension. Elevated Arterial Pressures in the Victims of the Texas City Disaster." *American Journal of Medicine* 4 (1948): 228-236.

Saddhatissa, H. *The Buddha's Way*. London: Allen and Unwin, 1971.

St. Augustine. *The Confessions of St. Augustine*. Translated by E. B. Pusey. London: Everyman's Library. 1966.

Saint Teresa of Jesus. *The Way of Perfection*. Translated by A. D. Carmelite. Edinborough: Joseph Leighton, 1941.

Sanborn, F. B. *Familiar Letters of Henry David Thoreau*. Boston: Houghton Mifflin, 1894.

Scholem, G. G. *Jewish Mysticism*. New York: Schocken Books, 1967

Scotch, N. A. Sociocultural Factors in the Epidemiol-ogy of Zulu Hypertension." *American Journal of Public Health and the Nation's Health* 53 (1963): 1205-1213

Scotch, N.A., and Geiger, H. J. The Epidemiology of Essential Hypertension. A Review with Special At tention to Psychologic and Sociocultural Factors. (II) Psychologic and Sociocultural

Factors in Etiology." *Journal of Chronic Diseases* 16 (1963): 1183-1213.

Segal, J., ed. *Mental Health Program Report: 5.* Washington, D.C.: National Institute of Public Health, 1971.

Selye, H. *Stress without Distress.* Philadelphia: J. B. Lippincott, 1974.

Senate Rpt. 105-300. Departments of Labor, Health and Human Services, and Education and Related Agencies Appropriation Bill. Office of the Director. Office of Behavioral and Social Sciences Research. (Associated Bill S. 2440). 1999.

Shapiro, A. P., and Horn, P. W. Blood Pressure, Plasma Pepsinogen, and Behavior in Cats Subjected to Ex perimental Production of Anxiety." *Journal of Nervous and Mental Disease* 122 (1955): 222-231.

Shapiro, D.; Schwartz, G. E.; and Benson, H. "Biofeedback: A Behavioral Approach to Cardiovascular Self-Control." In *Contemporary Problems in Cardiology*, Vol. 1, *Stress and the Heart*, edited by R. S. Eliot, pp. 279-292. Mt. Kisco, New York: Futura, 1974.

Shapiro, D.; Tursky, B.; Gershon, E.; and Stern, M. "Effects of Feedback and Reinforcement on the Control of Human Systolic Blood Pressure." *Science* 163 (1969): 588-590.

Shiomi, K. "Respiratory and EEG Changes by Con-tention of Trigent Burrow." *Psychologia* 12 (1969): 24-28.

Simonson, E., and Brozek, J. "Russian Research on Arterial Hypertension." *Annals of Internal Medicine* 50 (1959): 129-193.

Skinner, B. F. *Science and Human Behavior.* New York: Macmillan, 1953.

Sokolow, M., Kalis, B. L.; Harris, R. E.; and Bennett, L. F "Personality and Predisposition to Essential Hypertension." In *The Pathogenesis of Essential Hyper tension. Proceedings of the Prague Symposium*, edited by J. H. Cort, pp. 143153. Prague: State Medical Publishing House, 1961.

Spurgeon, C. F E. *Mysticism in English Literature*. Port Washington: Kennikat Press, 1970.

Stamler, J.; Berkson, D. M.; Lindberg, H. A.; Miller, W. A.Stamler, R.; and Collette, P. "Socioeconomic Factors in the Epidemiology of Hypertensive Disease." In *The Epidemiology of Hypertension*, edited by J. Stamler; R. Stamler; and T. N. Pullman, pp. 289-313. New York: Grune and Stratton, 1967.

Sugi, Y., and Akutsu, K. "Studies on Respiration and Energy-Metabolism During Sitting in Zazen." *Research Journal of Physical Education* 12 (1968): 190-206.

Syme, S. L.; Hyman, M. M.; and Enterline, P. E. "Some Social and Cultural Factors Associated with the Occurrence of Coronary Heart Disease." *Journal of Chronic Diseases* 17 (1964): 277-289.

"Sympathetic Activity in Essential Hypertension" (editorial). *New England Journal of Medicine* 288 (1973): 627-629.

Tart, C. T. Patterns of Basal Skin Resistance During Sleep." *Psychophysiology* 4 (1967): 35-39.

Thomas, C. B. "The Psychological Dimensions of Hypertension." In *The Epidemiology of Hypertension*, edited by J. Stamler; R. Stamler; and T. N. Pullman, pp. 332-339. New York: Grune and Stratton, 1967.

Thoreau, H. D. *Walden*. Princeton, NJ.: Princeton Uni-versity Press, 1971.

268

Toffler, A. *Future Shock*. New York: Random House, 1970.

"Transcendental Meditation" (editorial). *Lancet* i (1972): 1058-1059.

Triminham, J. S. *Sufi Orders in Islam*. Oxford: Clarendon Press, 1971.

Tucker, W. I, "Psychiatric Factors in Essential Hypertension." *Diseases of the Nervous System* 10 (1949): 273-278.

Underhill, E. *Mysticism*. London: Methuen, 1957.

United States Department of Health, Education, and Welfare, Vital and Health Statistics. *Mortality Trends for Leading Causes of Death* (DHEW) Publi cation No. [HRA] 74-1853. Series 20. No. 16. Washington, D.C.: Government Printing Office, 1974.

Uvnas, B. "Cholinergic Vasodilator Nerves." *Federation Proceedings* 25 (1966): 1618-1622.

Valentin, J. *The Monks of Mt. Athos*. Translated by D. Athill. London: Andre Deutsch, 1960.

Veterans Administration Cooperative Study Group on Antihypertensive Agents. "Effects of Treatment on Morbidity in Hypertension. I. Results in Patients with Diastolic Blood Pressures Averaging 115 Through 129 mm Hg." *Journal of the American Med ical Association* 202 (1967): 1028-1034.

Veterans Administration Cooperative Study Group on Antihypertensive Agents. Effects of Treatment on Morbidity in Hypertension. II. Results in Patients with Diastolic Blood Pressure Averaging 90 Through 114 mm Hg." *Journal of the American Medical Association* 213 (1970): 1143-1152.

Wallace, R. K. "Physiological Effects of Transcendental Meditation." *Science* 167 (1970): 1751-1754.

Wallace, R. K., and Benson, H. "The Physiology of Meditation." *Scientific American* 226 (1972): 84-90.

Wallace, R. K.; Benson, H.; and Wilson, A. F. "A Wakeful Hypometabolic Physiologic State." *American Journal of Physiology* 221 (1971): 795-799.

Wallace, R. K; Benson, H.; Wilson, A. F; and Garrett, M, D. "Decreased Blood Lactate During Transcendental Meditation." *Federation Proceedings* 30 (1971): 376.

Weitzenhoffer, A. M., and Hilgard, E. *Stanford Hypnotic Suggestibility Scale.* Palo Alto: Consulting Psycholo gists Press, 1959.

Wenger, M. A.; Bagchi, B. K.; and Anand, B. K. "Experiments in India on 'Voluntary' Control of the Heart and Pulse." *Circulation* 24 (1961): 1319-1325.

Wheelis, A. *The Quest for Identity.* New York: W. W. Nor-ton, 1958.

Whitehorn, J. C.; Lundholm, H.; Fox, E. L.; and Benedict, F G. "The Metabolic Rate in Hypnotic Sleep." *New England Journal of Medicine* 206 (1932): 777-781,

Zwemer, S. M. *A Moslem Secker after God.* New York: Fleming H, Revell, 1920.

# 이완반응

## 명상은 어떻게 과학적인가

초판 1쇄 발행　　2020년 5월 28일

| | |
|---|---|
| 지은이 | 허버트 벤슨 |
| 옮긴이 | 양병찬 |
| 펴낸이 | 최용범 |

| | |
|---|---|
| 편집 | 윤소진, 박호진 |
| 디자인 | 김태호 |
| 관리 | 강은선 |
| 인쇄 | (주)다온피앤피 |

| | |
|---|---|
| 펴낸곳 | **페이퍼로드** paperroad |
| 출판등록 | 제10-2427호(2002년 8월 7일) |
| 주소 | 서울시 동작구 보라매로5가길 7 1322호 |
| 이메일 | book@paperroad.net |
| 페이스북 | www.facebook.com/paperroadbook |
| 전화 | (02)326-0328 |
| 팩스 | (02)335-0334 |
| ISBN | 979-11-90475-16-7(13510) |